Peter Schneider & Anke Kohmäscher

Schul-KIDS

Manual zur Therapie stotternder Schulkinder

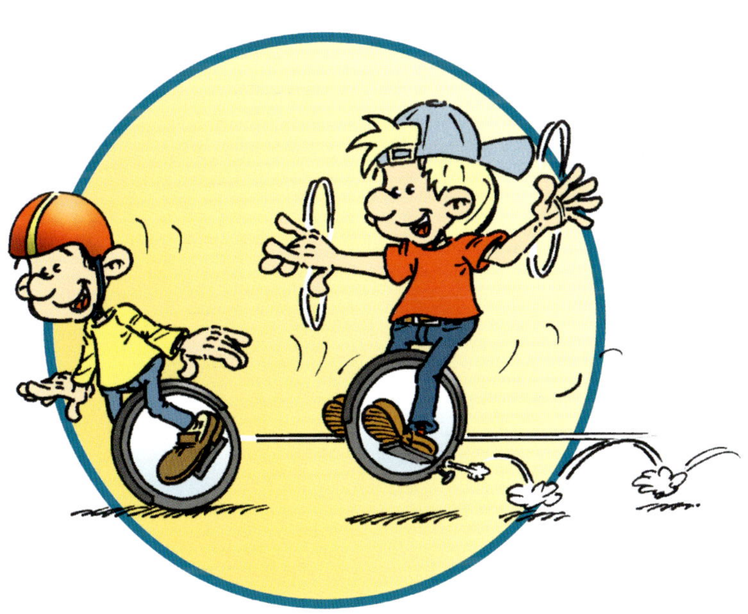

Natke Verlag

Die Autoren

Peter Schneider war Lehrlogopäde für Stottern am Uniklinikum Aachen. Seit vielen Jahren beschäftigt er sich intensiv mit Theorie und Praxis der Stottertherapie für Kinder. In Zusammenarbeit mit Patricia Sandrieser entwickelte er KIDS, ein direktes Therapiekonzept für stotternde Kinder, das im Standardwerk „Stottern im Kindesalter" beschrieben ist. Er ist Mitautor der S3-Leitlinie Redeflussstörungen und war Dozent am ECSF (*European Clinical Specialization in Fluency Disorders*). Im Natke Verlag sind von ihm Kinderbücher sowie ein Elternratgeber erschienen, die in mehrere Sprachen übersetzt wurden.

Dr. Anke Kohmäscher ist Logopädin und hat an der RWTH Aachen über Stottern promoviert. Sie arbeitet als Professorin für Therapiewissenschaften an der FH Münster und leitet dort den Studiengang Therapie- und Gesundheitsmanagement mit den Fachrichtungen Logopädie und Physiotherapie. Ihr Forschungsschwerpunkt liegt in der Versorgungsforschung zu Stottertherapien.

2. Auflage

Lektorat: Dr. Ulrich Natke
Titelillustration: Bernd Natke
ISBN 978-3-936640-37-3

Besuchen Sie uns im Internet: www.natke.de

Vorwort zur 2. Auflage

Es ist uns eine große Freude, dass nach 3 Jahren eine Neuauflage nötig geworden ist, was den Bedarf an praxisnahen Veröffentlichungen zur Stottermodifikation mit Schulkindern zeigt. Das Therapiemanual Schul-KIDS hat für die Praxis eine noch größere Relevanz, seitdem die prospektive multizentrische Versorgungsstudie PMS KIDS die Wirksamkeit von Schul-KIDS bestätigt hat (Kohmäscher et al., 2023). In PMS KIDS wurden in ganz Deutschland in einer Vielzahl von logopädischen und sprachtherapeutischen Praxen Kinder zwischen 7 und 11 Jahren unter Alltagsbedingungen behandelt. Dadurch ist die externe Validität dieser Studie besonders hoch. Die Wirksamkeit von Schul-KIDS im Verlauf eines Jahres zeigte sich nicht nur in Bezug auf die Stotterschwere und Sprechflüssigkeit sondern auch in Bezug auf das psychosoziale Befinden.

Der Blick auf das psychosoziale Befinden steht in Verbindung mit einem Paradigmenwechsel in der Welt der Therapierenden und Betroffenen, wie 2022 auf dem Weltkongress in Montreal deutlich wurde. „Stutter more proudly" heißt es etwa bei Constantino et al. (2022), ein Gedanke, der in KIDS schon seit vielen Jahren ernst genommen wird. Sprechflüssigkeit als ausschließliches Therapieziel gilt inzwischen als überholt. In einer ICF-orientierten Betrachtung (ICF, 2001) bedeutet funktionale Gesundheit mehr als nur Sprechflüssigkeit, nämlich, dass man „trotz Stotterns" funktional gesund im Sinne von teilhabefähig sein kann. Das Ziel von KIDS ist daher die Fähigkeit zum Selbstmanagement im alltäglichen Umgang mit Stottern, was sich nur erreichen lässt, wenn den Klienten von Anfang an eine aktive Rolle in der Therapie zugeschrieben wird. Damit einhergehend sollten in-vivo Behandlungen als unverzichtbares Element der Stottertherapie nicht nur von Therapeutinnen, sondern auch von Kostenträgern anerkannt werden; die Fortschritte in Virtual Reality-Anwendungen (Moïse-Richard et al., 2021) könnten diesen wichtigen Alltagstransfer zukünftig erleichtern und unterstützen.

Auch bei der zweiten Auflage danken wir unserem Verleger Dr. Ulrich Natke für seine konstruktive Unterstützung und sein umsichtiges Lektorat.

Allen stotternden Schulkindern und ihren Behandlerinnen wünschen wir die Erfahrung, wie viel Spaß und Freude die Arbeit mit KIDS machen kann.

Peter Schneider & Anke Kohmäscher

Aachen und Münster, November 2024

Vorwort & Danksagung

Deutschlandweit stottern etwa 40.000 Grundschulkinder. Für diese Kinder gibt es unterschiedliche Behandlungsansätze, wobei in Deutschland sehr häufig das Therapieverfahren KIDS (Kinder Dürfen Stottern, Sandrieser & Schneider, 2015) eingesetzt wird. Trotz der weit verbreiteten Anwendung fehlt es an wissenschaftlichen Nachweisen, dass KIDS tatsächlich wirksam ist. Hier setzte das Forschungsprojekt PMS KIDS (Prospektive multizentrische Studie zur Wirksamkeit ambulanter Stottertherapie nach dem Stottermodifikationsansatz KIDS (2018-2022) an und untersuchte unter Alltagsbedingungen, wie sich die Therapie Schul-KIDS im ambulanten Setting bei stotternden Kindern zwischen 7 und 11 Jahren auf das Befinden und das Sprechen auswirkt.

Die 2016 veröffentlichte Leitlinie für Redeflussstörungen (Deutsche Gesellschaft für Phoniatrie und Pädaudiologie [DGPP], 2016) hat gezeigt, dass die Evidenzlage in Bezug auf bestehende Verfahren in der Stottertherapie sehr uneinheitlich ist. Für den in Deutschland häufig eingesetzten Ansatz der Stottermodifikation sind die wissenschaftlichen Nachweise über die Wirksamkeit derzeit unzureichend. Des Weiteren verweist die Leitlinie darauf, dass in Deutschland, aber auch international, so gut wie keine Wirksamkeitsstudien zur Wirksamkeit von Stottertherapie bei Grundschulkindern vorliegen. Dies ist auch deshalb kritisch, da in dieser Altersgruppe die Wahrscheinlichkeit, das Stottern zu überwinden, zunehmend sinkt und effektive Behandlungen sehr bedeutsam sind (DGPP, 2016).

Für die Versorgungsstudie PMS KIDS wurde das vorliegende Therapiemanual entwickelt. Dabei wurden Erfordernisse an ein Manual seitens praktizierender Therapeutinnen explizit eingeholt und ein Manual angestrebt, das sowohl Experten als auch Novizen in ihrem therapeutischen Handeln sinnvoll leitet bzw. unterstützt (Primaßin, Wassmann & Kohmäscher, 2021). Die positiven Erfahrungen und Rückmeldungen bei der Verwendung des Manuals in PMS KIDS sind in die hier vorliegende Veröffentlichung eingeflossen.

Ich danke meiner Mitautorin Anke Kohmäscher dafür, dass sie PMS KIDS zusammen mit Stefan Heim überhaupt möglich gemacht und damit den Anstoß gegeben hat, das Manual zu entwickeln. Wir danken Patricia Sandrieser für ihre Anregungen und die kritische Durchsicht des Manuals, Veerle Waelkens für die Inspiration durch ihr Manual „Mini-KIDS. Direct therapy for young children who stutter (2-6 years)“ (Waelkens, 2018), dem Thieme-Verlag für die Erlaubnis, Materialien in Anlehnung an Sandrieser und Schneider (2015) ins begleitende Material aufzunehmen, Annika Primaßin für die detaillierten Rückmeldungen und dem gesamten Projektteam PMS KIDS für seine Unterstützung. Bei den an PMS KIDS beteiligten Therapeutinnen möchten wir uns dafür bedanken, dass sie sich intensiv mit dem Manual auseinandergesetzt und im Rahmen von PMS KIDS angewendet haben. Unser Dank gebührt ebenfalls dem Innovationsfonds des Gemeinsamen Bundesausschusses, der die Studie PMS KIDS finanziert (Förderkennzeichen 01VSF17045) und damit die Erstellung dieses Therapiemanuals ermöglicht hat.

Ganz besonders danken wir den stotternden Kindern, ihren Eltern, Kolleginnen und Logopädiestudentinnen, denen wir in unserer Arbeit begegnet sind, für ihre Rückmeldungen, Fragen und Anregungen zu KIDS.

PeterSchneider & Anke Kohmäscher

Aachen und Münster im Herbst 2021

Erläuterung der Symbole zur schnellen Navigation im Manual

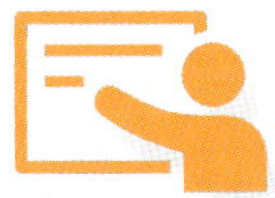

Beispiele erläutern die konkrete Umsetzung anhand eines Fallbeispiels und geben zum Teil konkrete Formulierungsvorschläge.

Im Text wird immer wieder auf **Materialien** verwiesen. Eine Auflistung aller relevanten Materialien findet sich jeweils am Ende eines Kapitels. Die Materialien können als PDF-Datei bezogen werden. Das hierfür erforderliche Passwort findet sich auf Seite 63.

Die Hinweise zur **Planung** einzelner Therapiesitzungen oder längerer Therapieabschnitte sollen die Therapeutin bei der Therapieplanung unterstützen.

Die **Hintergrundinformationen** vermitteln bei Interesse ein tieferes Verständnis von Zusammenhängen und Grundlagen der Therapie nach KIDS.

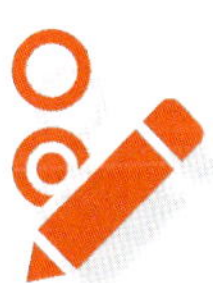

Die **Checklisten** dienen der eigenen Therapieplanung und -dokumentation und sind als unverbindliche Hilfe gedacht. Sie finden sich ebenfalls in den Materialien.

Inhaltsverzeichnis

Teil I

Grundlagen und Voraussetzungen für KIDS

1 Einführung

KIDS steht für „Kinder dürfen Stottern". Ein provokanter Titel, da sich verständlicherweise alle Beteiligten eine Remission wünschen. Diese tritt bei Schulkindern jedoch deutlich seltener ein als bei jüngeren Kindern. Daher ist es wichtig, Kindern beizubringen, optimal mit ihrem Stottern umzugehen und sowohl Kern- als auch Begleitsymptomatik so weit wie möglich zu reduzieren. Sie erwerben die Fähigkeit, sich im Symptom zu helfen. Das kann auf bewusster oder unterbewusster Ebene geschehen. Damit ein Kind diese Fähigkeit erwerben kann, müssen Sprechkontrolle und das Gefühl von Selbstwirksamkeit als Voraussetzungen geschaffen werden. Sie äußern sich als Gelassenheit im Symptom und Fähigkeit, in Symptome einzugreifen und den Sprechvorgang gezielt zu steuern.

Stotterereignisse geschehen nicht willentlich. Sie sind ein Kontrollverlust über den Phonations- bzw. Artikulationsvorgang, der sich im Kernverhalten (Laut-, Silbenwiederholungen, Dehnungen, Blockierungen) ausdrückt. Alle Verhaltensweisen, die bewusst oder unbewusst in Reaktion auf das Kernverhalten auftreten, werden Begleitverhalten genannt (Sandrieser & Schneider, 2015, in Vorbereitung).

Zugrunde liegt ein neurophysiologisches Defizit, das mit einer erhöhten Störanfälligkeit des Redeflusses einhergeht. Die Ursache dieses Defizits ist zu einem sehr hohen Anteil genetisch bedingt (DGPP, 2016).

Um Stottern und alles, was damit zusammenhängt, zu bewältigen, entwickeln Stotternde sogenannte Copingstrategien. Diese sind nur zu einem kleinen Teil bewusst und absichtlich. Sie können funktionell sein, also mit geringem Aufwand ein kommunikativ, sozial und psychisch gutes Ergebnis bringen. Jedoch können sie auch dysfunktional sein und somit zu einer Verringerung der Lebensqualität und Belastung in alltäglichen Aktivitäten und der Partizipation führen (Yaruss, 2007). Einige Copingstrategien stellen Versuche dar, die Kontrolle im Symptom zu erlangen, und dienen damit der Beendigung von Stotterereignissen (Ankämpfverhalten). Andere Copingstrategien beugen Stotterereignissen vor (sprachliches und situatives Vermeideverhalten) und wieder andere dienen der Verarbeitung von Sorgen und belastenden Erfahrungen (Sandrieser & Schneider, 2015, in Vorbereitung). Da Copingstrategien erlerntes Verhalten darstellen, sind sie, im Gegensatz zu den Kernsymptomen, therapeutisch gut beeinflussbar.

2 Zum Gebrauch des Manuals

Bei der Stottermodifikation nach Schul-KIDS handelt es sich nicht um ein für alle Patienten gleiches und exakt festgelegtes Vorgehen. Vielmehr sollen die zugrunde liegenden Prinzipien authentisch vermittelt werden. Ein manualgetreues Vorgehen bedeutet daher nicht, dass alle das Gleiche machen, sondern verhindert vielmehr eine unangemessene Beliebigkeit. Die Verwendung des Manuals ermöglicht es Therapeutinnen, einerseits die eigene therapeutische „Handschrift“ und somit Authentizität zu wahren und andererseits den Therapieansatz KIDS in seinem ursprünglich beabsichtigten Sinne zu vermitteln.

KIDS ist in Phasen gegliedert, die einer sinnvollen Reihenfolge folgen. Dennoch ist Schul-KIDS ein stark individualisiertes Konzept. Dieses Manual stellt die Orientierung im Phasenverlauf dar, gibt aber auch Entscheidungshilfen und methodische Hinweise, wenn im Einzelfall davon abgewichen werden muss. Es ist daher wichtig, sich mit der Individualisierung der Phasenabfolge vertraut zu machen, wenn einzelne Phasen vorgezogen werden müssen oder Phasen parallel erarbeitet werden. Hier helfen Abbildungen und Checklisten, um Therapieentscheidungen treffen zu können. Auch wenn das Manual versucht, in den jeweiligen Abschnitten zum Troubleshooting viele mögliche Schwierigkeiten vorwegzunehmen, wird es immer Situationen geben, in denen weder die Erfahrung der Therapeutin noch das Manual oder weitere ergänzende Literatur ausreichen. In solchen Fällen vermag eine Supervision Sicherheit in der therapeutischen Entscheidungsfindung und bei der Wahl angemessener Interventionen zu geben. Wie in der Leitlinie Redeflussstörungen explizit beschrieben, muss therapeutisches Handeln individuell angepasst und nachvollziehbar begründet sein (DGPP, 2016). Die Anregungen im Troubleshooting beruhen auf der Erfahrung der Autoren. In einigen Problemsituationen mag die Therapeutin entsprechend ihrer Erfahrung und spezifischer Kompetenz sinnvollerweise anders vorgehen.

Ziel dieses Manuals ist es, methodische Handlungshilfen zur Therapie nach KIDS zu vermitteln. Diese sowie die dahinterliegenden Begründungen der Vorgehensweise sind für Therapeutinnen je nach Erfahrungshintergrund unterschiedlich bedeutsam und für die Therapieplanung notwendig. Dementsprechend sollte das Manual so genutzt werden, wie es für die individuelle Therapeutin in der Praxis sinnvoll ist, beispielsweise als Hilfestellung für die Planung von Phasen oder einzelner Stunden, als Anregung für die Ausgestaltung von Übungen, als Beratungshilfe oder zur Orientierung, ob die eigene Therapie den Prinzipien von Schul-KIDS entspricht. Ein vollständiges Durchlesen des Manuals vor Therapiebeginn ist nicht intendiert und erscheint wenig förderlich. Stattdessen wünschen sich die Autoren, dass Therapeutinnen das Manual in der Praxis immer wieder hinzuziehen und aus den Inhalten relevante Anregungen für ihre Stottertherapien ziehen.

Die Materialsammlung, die das Manual ergänzt, soll diese Arbeit zusätzlich unterstützen.

Jeder Therapiephase sind Materialien zugeordnet, auf die im Manual verwiesen wird. Manche Materialien können in jeder Phase verwendet werden und sind als „Übergreifendes Material" der Sammlung vorangestellt. Mit Erwerb des Manuals wurde auch das Recht erworben, die Materialien für einzelne Patienten auszudrucken und zu verwenden. Eine Weitergabe an andere Therapeutinnen ist nicht zulässig.

Aus Gründen der leichteren Lesbarkeit wird für die Behandelnden die weibliche Sprachform, für die Betroffenen die männliche Sprachform verwendet. Dies impliziert keine Benachteiligung des jeweils anderen Geschlechts, sondern orientiert sich an der Geschlechterverteilung der beiden Gruppen und ist im Sinne der sprachlichen Vereinfachung als geschlechtsneutral zu verstehen.

3 Theoretischer Hintergrund zum Therapiekonzept

Dieses Kapitel beschränkt sich auf Inhalte, die unmittelbar für das Verständnis des Manuals notwendig sind. Nach einer kurzen Einordnung des Therapieansatzes in die Therapielandschaft wird ein Überblick über die grundlegende Konzeption der Stottermodifikation gegeben. Anschließend wird beschrieben, wie Schul-KIDS davon abweicht und welchen Prinzipien es folgt. Viele Inhalte werden ausführlicher in Sandrieser und Schneider (2015, in Vorbereitung) und in der Leitlinie für Redeflussstörungen (DGPP, 2016) dargestellt.

3.1 Einordnung des Therapieansatzes

Schul-KIDS (Sandrieser & Schneider, 2015, in Vorbereitung) ist ein direktes Verfahren der Stottermodifikation, bei dem der Patient lernt, Stotterereignisse zu bearbeiten und zu kontrollieren. Generell werden in der Stottertherapie bei Kindern direkte und indirekte Verfahren unterschieden. Bei den direkten Verfahren gibt es Ansätze, welche die Stottersymptomatik beeinflussen (Stottermodifikation), und solche, die am Sprechen ansetzen (Fluency Shaping und das Lidcombe-Programm). Die Stottermodifikation befähigt stotternde Kinder ab 2 Jahren dazu, auftretende Stotterereignisse unter Kontrolle zu bekommen, und lässt die sonstige Sprechweise unbeeinflusst. Zudem verringert sie sprechbezogene Ängste und Vermeideverhalten. Fluency Shaping-Verfahren verändern gezielt die Sprechweise (Sprechrestrukturierung) und werden ab 6 Jahren angeboten (Purat, Euler & Breitenstein, 2016). Verfahren, die Stottermodifikation und Fluency Shaping kombinieren, stehen für Kinder ab 8 Jahren zur Verfügung (Thum & Mayer, 2014). Das operante Lidcombe-Programm (Lattermann, 2010) wurde für Vorschulkinder zwischen 3 und 6 Jahren entwickelt und wird nur vereinzelt bei Kindern zwischen dem 7. und 12. Lebensjahr angewendet (Lattermann, 2010). Ziel der Lidcombe Therapie ist es, über operante Lernprinzipien flüssige Sprechanteile auszuweiten und in alltäglichen Situationen zu festigen.

Indirekte Verfahren kommen nur für Kin-

Tabelle 1: Überblick über Therapieansätze für kindliches Stottern

Altersgruppe	Verfahren	Ausrichtung
ab 2 Jahren	Stottermodifikation	Direkte Arbeit am Stottern
3-6 (7-12) Jahre	Operante Therapie (Lidcombe)	Direkte Arbeit am Sprechen
ab 6 Jahren	Fluency Shaping	Direkte Arbeit am Sprechen
ab 8 Jahren	Kombindation aus Stottermodifikation und Fluency Shaping	Direkte Arbeit am Stottern und Sprechen
2-6 Jahre	Indirekte Arbeit an Bedingungen für flüssiges Sprechen	Indirekte Therapie

der im Kindergartenalter in Frage. Hier wird, u. a. basierend auf dem Modell von Anforderungen und Fähigkeiten (Starkweather, 1987), eine Situation hergestellt, die die Entwicklung von Sprechflüssigkeit begünstigt. Prinzipiell können in einer Stottertherapie Elemente einer indirekten und einer direkten Therapie miteinander kombiniert werden. Denkbar ist bei Vorschulkindern auch, zunächst ein indirektes Therapieverfahren anzubieten und im Therapieverlauf auf ein direktes Therapieverfahren umzusteigen (Tabelle 1).

3.2 Stottermodifikation

Die aktuellen Therapieverfahren zur Stottermodifikation (auch „Non-Avoidance"-Therapie genannt) gehen im Wesentlichen auf Charles Van Riper zurück, der ein Therapiekonzept für stotternde Erwachsene entwickelt hat (Breitenfeldt & Lorenz, 2002; Van Riper, 1971, 2006; Wendlandt, 2009; Zückner, 2024). Stottermodifikationstherapien vermitteln die Fähigkeit, auftretende Stotterereignisse zu bearbeiten und zu kontrollieren. Dies geschieht mit einer Sprechtechnik, bei der zuerst in der gestotterten Silbe das fehlgesteuerte automatisierte Sprechen gestoppt wird, um dann mit einer bewusst geführten Artikulationsbewegung die Silbe zu realisieren. Die Desensibilisierung gegen Scham, Peinlichkeit und Ängste in Verbindung mit dem Stottern ist ein zentraler Bestandteil dieser Therapien. Wenn man die Stottermodifikation aus dem Blickwinkel der ICF (Deutsches Institut für Medizinische Dokumentation und Information, 2005) betrachtet, richtet sich die Bearbeitung der Stotterereignisse auf die Körperfunktion, während die Desensibilisierung personenbezogene Faktoren (kognitive und emotionale Reaktionen auf Stottern) positiv beeinflusst, Aktivität und Teilhabe verbessert und dadurch zu einer höheren Lebensqualität führt.

Van Ripers Schüler Dell (Dell, 1979, 2001) veränderte die Stottermodifikation so, dass sie für Schulkinder anwendbar wurde. Für den deutschsprachigen Raum entwickelten Sandrieser und Schneider (2015, in Vorbereitung) mit KIDS (Kinder Dürfen Stottern) in den Varianten Mini-KIDS (3-6 Jahre) und Schul-KIDS (6-12 Jahre) und Kuckenberg und Zückner (2024) mit der Intensiv-Modifikation Stottern (IMS) für Kinder ab 8 Jahren den Ansatz von Dell weiter.

Stottermodifikation arbeitet modellorientiert. Sie legt mehrdimensionale Modelle zugrunde, auf denen ihr Handeln beruht. Van Riper (1971) formulierte eine sogenannte Stottergleichung: Faktoren, die den Schweregrad von Stottern erhöhen können (Empfindlichkeit für kommunikative Stressoren, negative auf Sprechen und Stottern bezogene Gedanken und Gefühle, Situations-, Laut- und Wortängste), stehen Faktoren gegenüber, die den Schweregrad von Stottern verringern können (Selbstvertrauen, positives Selbstbild, Ausmaß der flüssigen Redeanteile). Auch Schul-KIDS ist modellorientiert und bezieht sich u. a. auf das 3-Faktoren Modell von Sandrieser und Schneider (2015, in Vorbereitung) in Anlehnung an Attanasio und Packman (Packman, 2012).

Die Fähigkeit, in Stottersymptome eingreifen zu können, setzt die Kenntnis und Wahrnehmung der eigenen Symptomatik, die Fähigkeit, die Artikulation bewusst zu steuern, sowie ausreichend Gelassenheit im Symptom und in der Kommunikationssituation voraus. Dies wird bei der Stottermodifikation in vier Phasen erarbeitet.

In der Erwachsenentherapie beginnt die Stottermodifikation üblicherweise mit der Identifikationsphase, d. h. der Analyse des Bedingungsgefüges des Stotterns und der Selbstwahrnehmung der Symptomatik. Hierbei wird zugleich gegen die Angst, Stottern zu thematisieren und gegen negative Gefühle in der Auseinandersetzung mit der eigenen Symptomatik desensibilisiert. Dies ist einer der Gründe, warum bei Schul-KIDS die Desensibilisierung vor der Identifikation beginnt und weitgehend parallel zu ihr verläuft. Am Ende dieser Phase kennt der Patient seine Kern- und Begleitsymptomatik sowie seine Gefühle und Einstellungen gegenüber dem Stottern und ist bereit, sich offen damit auseinanderzusetzen. Die Erarbeitung geschieht in einer hierarchisch aufgebauten Analyse des Sprech- und Stotterverhaltens mit Feedbackverfahren (Spiegel, Videokamera), taktil-kinästhetischer und propriozeptiver Wahrnehmung sowie der Imitation und Beschreibung von Symptomen. Hinzu kommt die Reflexion von Emotionen (z. B. Angst, Scham und Peinlichkeit), Kognitionen (z. B. Überzeugungen über sich und Zuhörer, über Sprechen und Stottern) und Vermeideverhalten.

In der sich anschließenden Desensibilisierungsphase geht es um die Reduzierung von inneren Symptomen (Ängste, negativen Emotionen und Überzeugungen), um die Zunahme von Selbstsicherheit und Selbstwertschätzung als Sprecher und das Gefühl von Selbstwirksamkeit in Sprechsituationen. Hierbei wird auf die systematische Desensibilisierung (Desensibilisierungshierarchien und deren Umsetzung innerhalb und außerhalb des Therapieraums) und die Gegenkonditionierung aus der klassischen Verhaltenstherapie zurückgegriffen.

Bei der Gegenkonditionierung wird ein unerwünschtes Verhalten durch Nichtbestätigung abgeschwächt und gleichzeitig das erwünschte Verhalten verstärkt. An die Stimuli der Problemsituationen wird statt des alten (konditionierten) problematischen Verhaltens (und der damit verbundenen Gedanken und Gefühle) ein neues Verhalten gekoppelt, das mit dem alten Verhalten unvereinbar ist und zu einer Verstärkung der neuen Verhaltensweisen führt. Für die Desensibilisierung wird individuell eine Hierarchie von Problemsituationen (Stimuli) entwickelt, bei deren Abarbeitung das Angstniveau stets so niedrig gehalten wird, dass die Gegenkonditionierung greifen kann. Sobald eine Hierarchiestufe keine Angst mehr auslöst, kann dementsprechend die nächste Hierarchiestufe in derselben Weise durchlaufen werden.

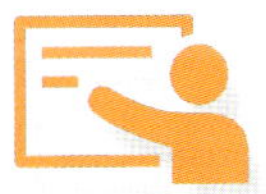

Jan findet es sehr unangenehm, sich mit dem Thema Stottern und vor allem seinem eigenen Stottern zu beschäftigen und vermeidet dies im Alltag so gut wie möglich. In der Therapie untersucht er in der entspannten positiven Grundhaltung von „Jugend forscht" das Sprechen. Dabei setzt er sich angstfrei mit dem eigenen Stottern auseinander (Nichtbestätigung des Stimulus „Stottern thematisieren") und wird dafür von der Therapeutin verstärkt (Begeisterung, fachliches Interesse).

Absichtliches Stottern (Pseudostottern und imitiertes Stottern) und das Aufgeben von Vermeidungsverhalten sowie motorischem Begleitverhalten sind wesentlicher Bestandteil der Desensibilisierungsphase und verbessern zudem die Fähigkeit, Stottern zu kontrollieren. Mit Verfahren aus der kognitiven Verhaltenstherapie, die später der klassischen Therapie nach Van Riper hinzugefügt wurden, werden übergeneralisierte Überzeugungen über eigene Handlungsspielräume und Kompetenzen oder über mögliche Zuhörerreaktionen revidiert.

In der Modifikationsphase wird die Fähigkeit erlernt, die noch bestehenden Symptome durch eine Sprechtechnik zu kontrollieren. Die Symptome werden kürzer und unangestrengt, was zu einer höheren Sprechnatürlichkeit und einer geringeren sozialen Auffälligkeit führt. Das Gefühl der Hilflosigkeit weicht der Zuversicht, Symptome kontrollieren zu können. Flüssige Redeanteile bleiben unbearbeitet. Langfristig wird durch die kontinuierliche Bearbeitung der Stotterereignisse und eine damit verbundene Kontrollüberzeugung die Rate der Stotterereignisse verringert (Natke & Kohmäscher, 2020). Eine völlige Sprechflüssigkeit wird nicht versprochen.

Da fast alle Stottersymptome den Beginn einer Silbe, also Onset und Nucleus einer Silbe betreffen, nicht jedoch die Coda, setzen die Sprechtechniken genau hier an. Dies wird an den verschiedenen Symptomarten für das Wort „Pfand" gezeigt (Tabelle 2).

Der Pullout ist eine Technik der Stottermodifikation, die dazu dient, Stotterereignisse zu beenden und zur spontanen Sprechflüssigkeit zurückzuführen. Sobald ein Symptom, unabhängig von der Symptomart, bemerkt wird, wird der Artikulationsvorgang am Onset oder im Übergang vom Onset zum Nucleus gestoppt und „eingefroren". Nach einer kurzen Pause wird mit einer kontrolliert verlangsamten Artikulationsbewegung und weichem

Stimmeinsatz (Prolongation) die beabsichtigte Silbe weitergesprochen. Dies dient dazu, dem Wiederauftreten von Stottern an der gleichen Silbe vorzubeugen.

Das Preparatory Set/die Prolongation dient zur Vorbeugung eines erwarteten Stotterereignisses durch eine kontrolliert verlangsamte Artikulationsbewegung und weichen Stimmeinsatz in der betroffenen Silbe und ist streng genommen keine Modifikationstechnik, da nicht in ein Symptom eingegriffen wird.

Vielfach werden Sprechtechniken nicht sofort als angenehm empfunden, da sie sich vom bisherigen Sprechen und Stottern unterscheiden. Daher ist im Rahmen der Modifikation auch wieder die Desensibilisierung gegen die Sprechtechnik, den damit verbundenen Zeitverlust und die neue Auffälligkeit erforderlich.

In der Generalisierungsphase (auch Stabilisierungsphase genannt) wird in einem therapeutisch begleiteten Selbsttraining an der schrittweisen Übernahme der Sprechtechniken in den Alltag gearbeitet. Hierdurch wird eine Zunahme der spontanen Sprechflüssigkeit erwartbar. Zur Vorbereitung des Therapieendes und zur Nachsorge ist ein Rückfallmanagement fester Bestandteil von Stottermodifikationstherapien.

3.3 Evidenzen zur Stottermodifikation bei Kindern

Bisher liegen insgesamt nur wenige Studien für die Stottermodifikation vor, am wenigsten für Kinder im Schulalter. Im Rahmen der prospektiven multizentrischen Wirksamkeitsstudie zur Wirksamkeit von Schul-KIDS (PMS KIDS, Kohmäscher et al., 2023) mit Schulkindern entstand auch das vorliegende Therapiemanual.

In PMS KIDS wurde speziell für Schul-KIDS die Wirksamkeit ambulanter Stottertherapie für Schulkinder zwischen 7 und 11 Jahren untersucht. An der randomisierten Versorgungsstudie unter Alltagsbedingungen nahm eine sehr heterogene Stichprobe von stotternden Kindern aus 26 logopädisch/sprachtherapeu8schen Praxen teil. Die externe Validität ist daher besonders hoch. Bei einer Gruppe von stotternden Kindern (n=33) wurde sofort mit der Therapie begonnen, während die Kontrollgruppe (n=29) 3 Monate auf den Therapiebeginn warten musste. Im Verlauf eines Jahres nach Therapiebeginn wurden alle Kinder nach 3, 6 und 12 Monaten untersucht, indem der OASES-S (Yaruss et al., 2016), der SSI-4 (Riley, 2009) und Elternratings durchgeführt wurden. Es wurde erwartet, dass sich nach 3 Monaten Verbesserungen bezüglich der psychosozialen Auswirkungen von Stottern zeigen, während Veränderungen der Stottersymptomatik innerhalb eines Jahres nach Therapiebeginn auftreten.

PMS-KIDS konnte zeigen, dass eine dreimonatige Stottertherapie in der Therapiegruppe bedeutsame kurzfristige Therapieeffekte gegenüber der Warte-Kontrollgruppe hinsichtlich der psychosozialen Auswirkungen von Stottern (OASES-S) erreicht. 6-12 Monate nach Therapiebeginn lagen für die Gesamtgruppe (n= 59) signifikante Verbesserungen sowohl der psychosozialen Auswirkungen von

Tabelle 2: Ansatzpunkte der Sprechtechniken in der Silbe (kursiv und unterstrichen = Prolongation)

Symptomarten	Sprechtechnik Pullout
Teilwortwiederholung pfapfapfapfand	pfapfa --- *<u>pfand</u>*
Lautwiederholung p-p-p-pfand	p-p --- *<u>pfand</u>*
Dehnung pffffffffand	pfff--- *<u>pfand</u>*
Blockierung 'p ....pfand	'p .. --- *<u>pfand</u>*

Stottern (OASES-S) als auch des Schweregrades von Stottern (SSI-4) vor. Signifikant positive Effekte zeigten auch die Elterneinschätzung hinsichtlich Stotterschwere und Alltagskommunikation im Vergleich zum Anfang der Therapie. Die Veränderungen über 6 und 12 Monate sind allerdings vorsichtig zu interpretieren, da für diese Zeitpunkte eine Kontrollgruppe fehlt. Langfristige Follow-up-Daten konnten aufgrund der begrenzten Projektdauer nicht erhoben werden.

Vergleicht man PMS KIDS als ambulante extensive Stottermodifikation mit einer intensiven teilstationären Fluency Shaping-Therapie im Gruppenformat (Euler et al., 2021), zeigen sich mittelfristig vergleichbare Effekte in Hinblick auf psychosoziale Beeinträchtigungen und die Stotterschwere. Auch die von Laiho und Klippi (2007) berichteten Ergebnisse zur Wirkung einer Stottermodifikationstherapie im Gruppenformat bei Kindern zwischen 6;8 und 14;0 Jahren sind ähnlich und wiesen quantitative und qualitative Verbesserungen der Stottersymptomatik und des verbalen Vermeideverhaltens auf. Die Langzeitdaten nach 9 Monaten waren unvollständig, jedoch blieben bei der Mehrzahl der Probanden die positiven Veränderungen konstant.

Rosenberger, Schulte und Metten (2007) evaluierten eine dreiwöchige Intensivtherapie nach dem Stottermodifikationsansatz kombiniert mit Fluency Shaping mit Kindern zwischen 9 und 18 Jahren. Am Ende der Therapie (zweiter Nachsorgetermin) bestanden signifikant positive Veränderungen im Sinne einer Reduzierung der Symptomatik. Sowohl quantitative und qualitative Merkmale des Stotterns als auch die subjektiv erlebte psychosoziale Belastung durch das Stottern verringerten sich.

Langzeiteffekte dieser Intensivtherapie wurden 2024 von Wiele, Cook, Raj und Heim untersucht. Sie konnten zeigen, dass eine intensive Stottertherapie mit Schulkindern und Jugendlichen auch noch im frühen Erwachsenenalter Auswirkungen aufweist. 10 Jahre nach Beendigung der Intensivphase mit Auffrischterminen blieben die positiven Effekte bezüglich des Schweregrads des Stotterns und der psychosozialen Auswirkungen stabil. Besonders positiv berichteten die Teilnehmer von der Intensivphase und den darauf folgenden, in regelmäßigen Abständen angebotenen Nachbehandlungen. Einschränkend muss gesagt werden, dass nur noch ein Teil der Teilnehmer an der Intensivtherapie im Follow up erfasst werden konnte.

Bürkle, Willmes und Sandrieser (2014) konnten in einer Pilotstudie an 6 Kindern zwischen 7 und 12 Jahren, die an einer einwöchigen Intensivtherapie nach Schul-KIDS teilgenommen haben, eine leichte Abnahme der psychosozialen Belastung durch Stottern und somit eine Verbesserung der Lebensqualität zeigen. Die Einstellungen, Verhaltensweisen und Emotionen der Eltern veränderten sich durch die Therapie und die begleitende Elterngruppe insgesamt zum Positiven.

3.4 Schul-KIDS als Verfahren der Stottermodifikation für Schulkinder

Wie erwähnt wurde für Schul-KIDS der Stottermodifikationsansatz nach Dell weiterentwickelt und für den deutschen Sprachraum angepasst. Dabei beinhaltet Schul-KIDS einige charakteristische Merkmale (fett gedruckt):

In der Regel wird ein Kind von seinen Erziehungsberechtigten zur Therapie angemeldet. Demnach entscheiden Schulkinder zumeist nicht selbst, ob sie zur Therapie gehen. Daher ist die **Informations- und Vertragsphase** mit Eltern und Kind fester Bestandteil von KIDS. Dieses Vorgehen verbessert Compliance und Motivation des Kindes und der Eltern. Die Verantwortung der Eltern in ihrer Rolle als Erziehungsberechtigte und ihr großer Einfluss auf die Therapie macht eine begleitende **Elternberatung** notwendig. Sofern möglich, sollten die Eltern angeleitet werden, aktiv die Therapie zu unterstützen.

Anders als in der Stottermodifikation für Erwachsene kommt bei Schul-KIDS die **Desensibilisierungsphase vor der Identifikationsphase** und alle **Phasen überschneiden sich** stärker. Desensibilisierung, Identifikation

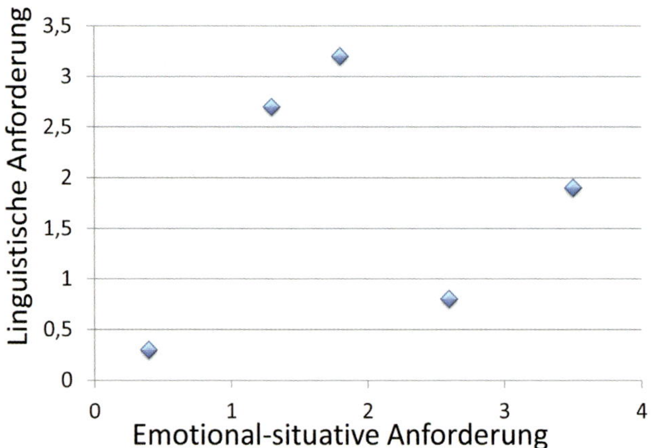

Abbildung 1: Übungen mit hierarchischer Steigerung der Anforderung (in Anlehnung an Sandrieser und Schneider, 2015)

und Teile der Modifikation finden weitgehend parallel statt. Dies ist zum einen darin begründet, dass es für Kinder schwer ist, einen langen Zeitraum an der Desensibilisierung und Identifikation zu arbeiten, ohne die Perspektive auf die Sprechtechniken zu haben. Zum anderen brauchen manche Erarbeitungsschritte länger, so dass während der Desensibilisierung zuerst Vorkenntnisse über Sprechen, Sprache und Stottern gelegt werden müssen (Enttabuisierung), bevor eine eingehendere Auseinandersetzung mit der Identifikation möglich ist.

Der starke Einfluss von Schule und Peergroup auf den Therapieverlauf und die Generalisierung machen den **Einbezug von Gleichaltrigen und Schule** notwendig. Im besten Fall können Eltern, Lehrer, Freunde und andere Bezugspersonen als Unterstützer gewonnen werden.

Der sprachliche, kognitive und emotionale Entwicklungsstand erfordert eine sorgfältige Planung des Schwierigkeitsgrades im Sinne von **Übungen mit hierarchisch ansteigenden linguistischen sowie emotional-situativen Anforderungen** (Abbildung 1). Dabei wird die Schwierigkeit nicht auf beiden Achsen gleichmäßig gesteigert, sondern je nach Erfordernis verstärkt auf der einen oder anderen Achse trainiert. Linguistische Anforderungen umfassen dabei die zunehmende Komplexität der Übungen von Laut-, Wort-, und Satzmusterebene, über kurze freie Äußerungen, kleine Monologe, Dialoge, längere Monologe bis zur freien Spontansprache ohne Erinnerungshilfen (vgl. Übergreifendes Material). Übungen mit steigender emotional-situativer Anforderung sind z. B. Aufgaben unter Wettbewerbsbedingungen oder unter Zeitdruck. Es bieten sich Themen an, die dem Kind sehr am Herzen liegen, an einem unvertrauten Ort, mit hoher kommunikativer Verantwortung oder die Konfrontation mit der eigenen Symptomatik oder fremden Gesprächspartnern (Wendlandt, 2003). Eine Aufgabe kann also linguistisch anspruchsvoll sein, emotional-situativ jedoch wenig herausfordernd (z. B. der Therapeutin im Therapieraum eine komplizierte Spielregel erklären) oder vice versa (z. B. einen fremden Gesprächspartner nach der Uhrzeit fragen). So wird z. B. die Achse „linguistische Schwierigkeit" berücksichtigt, wenn eine Leistung gerade erst erworben wurde, während die Achse „emotional-situative Schwierigkeit" eine große Rolle beim Transfer spielt.

Eine Stottertherapie findet eingebettet in den Lebenskontext eines Kindes und seiner Familie statt. Daher gibt es immer wieder Gründe, im Einzelfall Bereiche in die Therapie einzubeziehen, die nicht direkt zu Schul-KIDS gehören und somit der **Rahmentherapie** zuzuordnen sind. Diese kann erforderlich werden, wenn Voraussetzungen für einzelne Therapieschwerpunkte erarbeitet werden müssen, z. B. der Aufbau einer therapeutischen Beziehung oder die Verbesserung der Sensomotorik im Bereich der Artikulatoren.

Eine Rahmentherapie wird auch eingeplant, wenn Risikofaktoren bestehen, die Stottern triggern oder die Resilienz bezogen auf Stottern schwächen. Mit Resilienz ist die Eigenschaft gemeint, trotz widriger oder sogar traumatischer Erfahrungen schnell wieder eine hohe Lebensqualität zu erlangen bzw. sich weitgehend gesund weiterzuentwickeln. In Orientierung an der ICF können verschiedene Ebenen betroffen sein:

- personenbezogene Faktoren, z. B. emotionale Verarbeitung belastender Erfahrungen oder verminderter Selbstwert
- Umgebungsfaktoren, z. B. Beratung und Information von Personen im Umfeld des Kindes, Schulbesuch
- Aktivität und Teilhabe, z. B. Problemlöseverhalten, Umgang mit Hänseln

Wenn Therapieschwerpunkte im Bereich Rahmentherapie geplant werden, muss dem Kind und den Eltern transparent vermittelt und begründet werden, dass dies nicht Teil der Stottermodifikation ist. Außerdem kann die Rahmentherapie nicht immer von der Therapeutin selbst durchgeführt werden, z. B. bei psychotherapeutischen oder ergotherapeutischen Therapieschwerpunkten.

Übergreifendes Material

Mat_0.1_Sprechanlässe – Vorüberlegungen
Mat_0.2_Verstärkungssysteme
Mat_0.3_Items Silben- und Wortebene
Mat_0.4_Spiele Silbenebene
Mat_0.5_Spiele Wortebene
Mat_0.6_Spiele Satzmusterebene
Mat_0.7_Spiele Satzebene
Mat_0.8_Dialog
Mat_0.9_Monolog
Mat_0.10_Go-Training
Mat_0.11_Themen- und Buchstabenkärtchen

3.5 Wesentliche Prinzipien von Schul-KIDS

Schul-KIDS berücksichtigt die vier Prinzipien Stärkung der Resilienz, Kind-Bezug, Alltagsbezug und variable Therapieplanung, die sich aus den oben genannten Anpassungen an das Schulalter ergeben.

3.5.1 Stärkung der Resilienz

KIDS geht von der Prämisse aus, dass die Erlaubnis, Stottern zeigen zu dürfen, dysfunktionalen Copingstrategien vorbeugt. Wenn Kinder Stottern als Beschämung und Versagen werten, werden sie sich anstrengen, so schnell wie möglich ein Symptom zu beenden, was zu Ankämpfverhalten führen kann. Und sie werden versuchen, es von vorneherein zu vermeiden, was zu situativem und sprachlichem Vermeiden führt mit all seinen möglichen emotionalen und sozialen Konsequenzen. Scham- und Schuldgefühle, Verlust von Selbstwirksamkeitserwartung und Selbstabwertung als Sprecher oder generalisiert als Person sind mögliche Folgen.

Ebenso ist eine Grundannahme von KIDS, dass Tabuisierung und Bagatellisierung von Stottern die Kinder mit ihrem Problem allein lässt und ihnen Möglichkeiten vorenthält, funktionelle Copingstrategien zu entwickeln. Funktionelles Coping entsteht, indem Kinder ihre Phantasien im Gespräch mit Anderen überprüfen, sich emotional entlasten, und sich durch das Anvertrauen von Gefühlen und Gedanken Trost und Rückhalt holen.

Für stotternde Kinder ist die Entwicklung von Resilienz ein wichtiges Ziel, denn auch bei späterer Remission kann es zwischenzeitlich noch zu belastenden Situationen kommen und im Einzelfall ist keine Vorhersage möglich, ob eine Remission stattfinden wird. Als Resilienz wird die Eigenschaft bezeichnet, die es einem Menschen ermöglicht, trotz widriger oder sogar traumatischer Erfahrungen schnell wieder eine hohe Lebensqualität zu erlangen bzw. sich weitgehend gesund weiter zu entwickeln. Auf die Qualität der Resilienz wirken sich Risikofaktoren (z. B. Mobbing, emotionale Belastung durch Konflikte der Eltern, eigene schwere Erkrankung) und protektive Faktoren aus (z. B. positives Selbstkonzept, hohe Selbstwirksamkeitserwartung, gute Problemlösefähigkeiten und Impulskontrolle, unterstützende Familiensituation und Umgebung etc.). Resilienz ist keine angeborene Eigenschaft, sondern wird durch die wiederholte Erfahrung erworben, dass belastende Situationen gut bewältigt wurden.

In Bezug auf Stottern gibt es drei Risikofaktoren, die zugleich auch protektive Faktoren sein können, wenn sie positiv ausgeprägt sind (Craig, Blumgart & Tran, 2011):

- Das Gefühl von Selbstwirksamkeit in Bezug auf Stottern, Kommunikation, aber auch soziale Situationen. Dieses Gefühl entsteht aus der wiederholten Erfahrung von bewältigten Situationen.
- Soziale Kompetenz, auch im Umgang mit dem eigenen Anderssein durch das Stottern und in der Kommunikation mit Stottern
- Unterstützende stabile soziale Beziehungen, unabhängig vom Stottern

Funktionelle Copingstrategien tragen wesentlich dazu bei, dass diese Bereiche der Resilienz sich positiv entwickeln können (Sandrieser & Schneider, 2015, in Vorbereitung). Hier setzt der Therapieansatz KIDS an. Da die Chance für eine Remission bei Schulkindern abnimmt, zielt KIDS auf eine Verbesserung der Lebensqualität, der Kommunikation mit Stottern und der Sprechflüssigkeit in einem unterstützenden sozialen Netzwerk ab.

Dabei hat die Therapeutin als Person und durch ihre Haltung einen wesentlichen Einfluss. Ihre Überzeugungen über Stottern und die Zuversicht, dass das Kind und seine Familie etwas ändern können, sind grundlegende Voraussetzungen für KIDS. Wesentliche Wirkfaktoren sind die Vermittlung des Gefühls, in der Therapie geschützt zu sein, antithetisches Verhalten und Erlaubnisarbeit (Sandrieser & Schneider, 2015, in Vorbereitung; Schlegel, 1995).

Antithetisches Verhalten meint, dass die Therapeutin ihre Überzeugungen (Antithesen), die sich von denen des Patienten (Thesen) unterscheiden, in ihrem Verhalten zum Ausdruck bringt. So ist eine positive, untersuchende, neugierige Haltung gegenüber dem Stottern und Pseudostottern eine Antithese zu einer negativen Bewertung (These) über Stottern, die zum Vermeiden führt. Durch diese Haltung und die Wahl geeigneter kleiner Schritte bei der Heranführung kann das Kind stimuliert werden, nach und nach eine neue, eigene und konstruktivere These zu entwickeln.

Die Erlaubnisarbeit ergänzt das antithetische Verhalten und bewirkt, dass das Kind bzw. die Eltern nicht überfordert sind. Die hier zugrunde liegende Haltung ist Akzeptanz: Erlaubt sind die Motive und die daraus resultierenden Verhaltensweisen, beispielsweise die Angst vor Überforderung und Beschämung und entsprechend Vermeideverhalten und Tabuisierung. Diese eigenen Lösungsversuche, mit der Problematik umzugehen, werden als aus der Sicht des Patienten gegenwärtig sinnvoll angesehen. Die Therapeutin bewertet sie nicht, selbst wenn die Lösungsversuche problematischer sind als das Stottern selbst. Erst dadurch, dass die Belastung durch das Stottern und die Versuche, damit umzugehen, ernst genommen (Perspektive aus der Sicht des Kindes = erlaubt) werden, kann sich das Kind auch geschützt fühlen. Außerdem ist es wenig zielführend, einem Kind eine Strategie „wegzunehmen“, wenn es als Ersatz noch keine bessere Alternative hat. Allerdings bietet die Therapeutin mit ihrem antithetischen Verhalten eine Alternative und eine Erlaubnis zum Umdenken an in der Zuversicht, dass das Kind die richtigen Aspekte für sein Wachstum entwickeln wird.

Erlaubnisarbeit darf nicht zu allgemeinem Jammern oder Beliebigkeit führen, sondern ist an die Zuversicht zur Veränderung gekoppelt, und seien die Schritte noch so klein. Solange das Kind dem antithetischen Verhalten freudig folgt, betrifft die Erlaubnis vor allem das Entdecken und Ausprobieren neuer Denk- und Verhaltensweisen.

Haltung der Therapeutin

Die Therapeutin fordert das Kind immer wieder humorvoll und ein wenig unberechenbar heraus und foppt es, jedoch nie so, dass es als boshaft empfunden wird. Dies bewirkt, dass das Kind in einer liebevollen Atmosphäre lernt, flexibel mit Irritationen und Problemen umzugehen. Die Therapeutin zeigt Zuversicht und Glauben an die Entwicklungsfähigkeit des Kindes, sie ermutigt, feuert an, macht Erfolge bewusst, „packt beim Ehrgeiz" und sucht mit dem Kind Kompromisse, wenn es Aufgabenstellungen vermeiden will statt aufzugeben.
Jedes Aufgeben vermittelt ungewollt die Botschaft, dass auch die Therapeutin Angst hat, ein schwieriges Thema anzusprechen oder eine unangenehme Übung zu fordern, weil sie tatsächlich bedrohlich sind. Das widerspricht dem antithetischen Verhalten und ist auch nicht mit Erlaubnisarbeit gemeint.

3.5.2 Kind-Bezug

Eine Stottermodifikationstherapie wie Schul-KIDS stellt eine Herausforderung für ein Kind dar. Sie stellt Anforderungen an Lernbereitschaft und Durchhaltevermögen und beinhaltet viele konfrontierende Aspekte. Voraussetzung für eine gelingende Therapie ist, dass sich das Kind geschützt und sicher fühlt bei allem, was in der Therapie geschieht (vgl. 3.5.1). Grundlage hierfür ist eine vertrauensvolle Beziehung zur Therapeutin. Diese kann hergestellt werden durch Interesse an der Lebenssituation des Kindes, durch gutes Zuhören und genaues Beobachten von Reaktionen des Kindes, durch kontinuierliche Absprachen mit ihm, damit es Sicherheit empfindet, weil es an der Gestaltung der Therapie beteiligt ist.

Die Orientierung einer Therapie an den Interessen des Kindes und seiner Art, die Welt zu sehen, erleichtert es dem Kind, sich auf die Therapie einzulassen, zu lernen und Eigenverantwortung zu übernehmen. Dies setzt voraus, dass die Therapeutin ihre Sicht auf das Kind kontinuierlich aktualisiert, etwa mit einem regelmäßigen Eingangsritual. Es dient dazu, den Kontakt wiederherzustellen, den aktuellen Stand und die Befindlichkeit des Kindes zu erfahren, und bietet die Gelegenheit zu lernen, wie man über Gefühle sprechen kann. Es erleichtert die Arbeit in der Desensibilisierung, wenn Kinder in der Lage sind, Gefühle und Gedanken zu reflektieren. Um dies zu üben, kann für jede Stunde das gleiche Eingangsritual erfolgen. Mögliche Themen sind die aktuelle Stimmung und worauf sie zurückzuführen ist, schöne/belastende Erfahrungen der letzten Woche, der Verlauf des Stotterns oder etwas, worauf man stolz ist (Mat_6.1_Rituale).

In der (Vor-)Pubertät grenzen sich manche Kinder stark von ihren Eltern ab und streben nach Autonomie. Häufig geht das mit Unausgeglichenheit, Rückzug oder Auseinandersetzungen einher. Wenn Eltern für ihr Kind eine Stottertherapie planen, muss im Rahmen der Vertragsarbeit sichergestellt werden, dass sie auch vom Kind selbst gewünscht wird und dass die Eltern in einer konstruktiven Weise beteiligt werden (Dreiecksvertrag).

Im Laufe der Grundschulzeit verliert sich bei vielen Kindern die Unbekümmertheit im Umgang mit Stottern. Erfahrungen mit Zuhörerreaktionen verstärken die Selbstwahrnehmung des Stotterns und die abwertende Beurteilung des Sprechens bis hin zu einer umfassenderen Selbstabwertung. Der erste Verdacht taucht auf, dass das Stottern nicht weggehen könnte. Dies trifft in eine Zeit, in der viele Kinder generell seelisch besonders verletzlich sind. Eine zuversichtliche Therapeutin, die zusammen mit Kind und Eltern Wege sucht, gut zuhört, verhandelt und verbindlich Vereinbarungen trifft, gibt in dieser Situation Sicherheit und Zuversicht. Auf dieser Basis kann sich eine gute Beziehungsgrundlage entwickeln. Offenheit und Behutsamkeit, Transparenz und Flexibilität und die kontinuierliche Vertragsarbeit im Sinne von miteinander getroffenen Vereinbarungen tragen wesentlich dazu bei. So wird dem Kind immer mehr sein Teil an der Verantwortung für den Therapieerfolg bewusst.

Der Kind-Bezug von Schul-KIDS zeigt sich nicht nur in der individualisierten Planung und der Vertragsarbeit, sondern auch in einer Vorgehensweise, die durch kindgerechte Metaphern und Übungen, einen kleinschrittigen Übungsaufbau und individuelle Verstärkung gekennzeichnet ist (Mat_0.2_Verstärkungssysteme). Verstärkung ist notwendig, da die Kinder für manche anstrengenden oder unangenehmen Aufgaben einen Anreiz brauchen. Sie ist aber auch eine Möglichkeit, Fortschritte aufzuzeigen, und dient im Sinne der Gegenkonditionierung dazu, ein neues Verhalten (z. B. offen stottern und nicht vermeiden) zu etablieren.

3.5.3 Alltagsbezug

Eine Stottertherapie muss auf den Transfer in den Alltag abzielen. Dies wird in Schul-KIDS mit in-vivo-Arbeit und Hausaufgaben erreicht. Zusätzlich werden, soweit wie möglich, unterstützende Umgebungsbedingungen hergestellt. Daher werden die Eltern an der Therapie beteiligt, die Familie und weitere wichtige Bezugspersonen einbezogen und unterschiedliche Lebensräume wie Schule, Freundeskreis und Freizeitaktivitäten berücksichtigt.

Um den Transfer sicherzustellen, werden von Anfang an Übungen außerhalb des Therapieraums durchgeführt, zunächst in einfacher Form ohne fremde Gesprächspartner, im weiteren Verlauf mit zunehmender emotional-situativer Anforderung (Abbildung 1). Auf diese Weise wird erreicht, dass sich die Lerninhalte mental nicht ausschließlich an den Therapieraum knüpfen. Hinzu kommen regelmäßige Hausaufgaben. Sie sind ein Bestandteil von Schul-KIDS, der ganz wesentlich zum Therapieerfolg beiträgt. Anders als in der Schule oft üblich darf in die Hausaufgaben nichts ausgelagert werden, was in der Therapie nicht erarbeitet werden konnte. Sie sollten vielmehr motivierend gestaltet sein und niemanden überfordern.

Hausaufgaben sind eigenständige Ziele, die geplant werden müssen und für die ausreichend Zeit während der Stunde zur Verfügung stehen muss, sowohl zur Vorbereitung als auch zur Nachbereitung mit dem Kind und ggf. den Eltern. Werden Hausaufgaben nicht gemacht, helfen Vorwürfe nicht viel. Vielmehr sollten im Sinne der Vertragsarbeit die Gründe dafür ermittelt und gemeinsam Lösungen entwickelt werden. Ziel ist, in die Eigenverantwortung und Eigeninitiative zu locken, was eine größere Eigenständigkeit und Unabhängigkeit von den Eltern mit sich bringt.

Da Kinder bei Schul-KIDS in der Regel einmal, höchstens zwei Mal pro Woche behandelt werden, kommt den Hausaufgaben eine wichtige Trainingsfunktion zu. Daher sollte eine kurze sprechmotorische Übungssequenz (vergleichbar mit „Aufwärmübungen" beim Fußball oder „Fingerübungen am Klavier") ein Bestandteil jeder Stunde sowie gleichzeitig eine regelmäßige Hausaufgabe sein. Beispiele hierfür sind kurze Übungssequenzen zur artikulatorischen Phonetik, zum Pseudostottern, zur Prolongation oder zum Pullout.

Die Elternbeteiligung ist grundsätzlich Bestandteil von Schul-KIDS. In der Vertragsarbeit zu Beginn und auch im späteren Therapieverlauf wird geklärt, ob und in welchem Maße die Eltern dazu bereit sind, das Kind bei seinen Hausaufgaben zu unterstützen und inwieweit das Kind dies annehmen kann. Das bedeutet, dass die Eltern zumindest zeitweise in die Stunde einbezogen werden müssen.

Neben dem Einbezug in die Sitzungen mit dem Kind und in die Hausaufgaben finden in regelmäßigen Abständen Beratungstermine ohne das Kind statt. Hier geht es u. a. um Sorgen der Eltern, Information, den Umgang mit Stottern, die eigene Desensibilisierung, aber auch um die Rolle der Eltern als Informationsvermittler in der Umgebung des Kindes.

Die Schule spielt in der Stottertherapie eine besonders wichtige Rolle, da hier häufig die größte Belastung durch das Stottern besteht und die stärkste Tabuisierung stattfindet. Kind und Eltern werden zu ihrer Einschätzung der Schulsituation in Präsenz- und Distanzunterricht, zum Informationsgrad der Lehrer und zu ihren bisherigen Maßnahmen in Bezug auf das Stottern in der Schule befragt. Die Therapeutin informiert die Eltern bzgl. Stottern und Schule und versorgt sie mit Informationsmaterial bzw. nennt Bezugsquellen. Zusätzlich berät und befähigt sie die Eltern, in der Schule so weit wie möglich für ihr Kind selbst einzutreten.

Die Therapeutin nimmt – nach vorheriger Schweigepflichtentbindung – selbst Kontakt zur Schule auf, um als Spezialistin Fragen direkt zu klären (z. B. bzgl. Nachteilsausgleich). Sie übernimmt aber nichts, was die Eltern selbst regeln können. Selbst wenn das Kind oder die

Eltern von sehr ungünstigem Lehrerverhalten berichten, sollte die Therapeutin den Lehrerinnen unvoreingenommen begegnen. Im Sinne einer Unterstützung für die Therapie kann sie um Informationen über die soziale Integration und Rolle des Kindes in der Klasse, das Sprech- und Stotterverhalten, Reaktionen der Lehrerin auf das Stottern, mündliche Beteiligung im Verhältnis zur schriftlichen Leistung und Art der mündlichen Leistungsmessung bitten. Häufig fragen die Lehrerinnen dann selbst nach Hinweisen zum Umgang mit dem Stottern, dem Umgang mit mündlicher Beteiligung und Leistungsmessung sowie nach Therapieinhalten. Die Therapeutin informiert über KIDS und beschreibt den aktuellen Stand der Therapie, gibt Ausblick auf Auswirkungen der Desensibilisierung und der Modifikation und bietet – bei Zustimmung von Eltern und Kind – einen Schulbesuch (Mat_2.1.10_Schulbesuch, Mat_6.14_Information Lehrerin) an. Hier informiert das Kind mit Unterstützung der Therapeutin die Klasse.

Weitere relevante Bezugspersonen wie Großeltern oder Freunde werden bei Bedarf einbezogen, um Umgebungsfaktoren positiv zu beeinflussen.

Prinzipien von KIDS

Mat_0.2_Verstärkungssysteme
Mat_2.1.10_Schulbesuch
Mat_6.1_Rituale
Mat_6.14_Information Lehrerin

3.5.4 Variable Therapieplanung

Auch wenn das Vorgehen nach Schul-KIDS in seinen Grundzügen festgelegt ist, muss die Therapie den individuellen Bedürfnissen und dem Behandlungsfortschritt in den unterschiedlichen Therapiebereichen angepasst werden. Als Orientierungshilfe dient hier u. a. das 3-Faktoren-Modell (Packman, 2012), modifiziert von Sandrieser und Schneider (2015, in Vorbereitung).

Eine variable Therapieplanung erfordert eine kontinuierliche Beobachtung der Therapieeffekte (Verlaufsdiagnostik), um die Wirksamkeit und Angemessenheit der Planung zu überprüfen. Da die Therapie individuell dem Verlauf entsprechend angepasst wird, müssen Kinder und Eltern kontinuierlich über die Ziele und Vorgehensweise informiert werden. Bei größeren Änderungen müssen Therapievereinbarungen angepasst oder neu getroffen werden. Zeigen sich keine Fortschritte, muss nach möglichen Ursachen geforscht und die Vorgehensweise entsprechend verändert werden.

Bei der Entwicklung einer individuellen Therapieplanung sind im Laufe der Therapie verschiedene Fragestellungen hilfreich wie z. B.

- Wie ist die Eltern-Kind-Beziehung und welche Unterstützung wird seitens der Eltern möglich sein?
- Wie gut ist das Kind und die Familie in welchen Bereichen desensibilisiert (Thematisieren von Stottern, Symptomatik, Zuhörer, Sprechtechnik, Zeitverlust, Anderssein etc.)?
- Wie gut ist seine Fähigkeit zur Selbstwahrnehmung von Sprechabläufen und zum Monitoring?
- Wie gut ist seine Fähigkeit, bewusst kontrollierte Sprechbewegungen auszuführen?
- Wie sind die linguistischen und kognitiven Fähigkeiten?
- Wie reagiert das Umfeld?
- Wie sind die pragmatisch-kommunikativen Fähigkeiten und Problemlösekompetenzen?
- Welche Probleme sind möglichst schnell zu bearbeiten (z. B. ungünstiges Lehrerinnenverhalten in der Schule)?

Beispielhaft wird die Anwendung einiger dieser Fragen an zwei unterschiedlichen Kindern dargestellt:

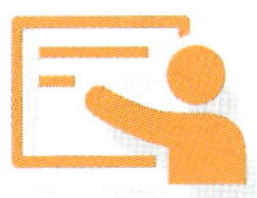

Nick (10 J.) zeigt ein leichtes Stottern, ist kommunikativ und beteiligt sich am Unterricht. Seine schnelle Auffassungsgabe, seine hohe sprachliche Kompetenz und sein gutes Monitoring ermöglichen ihm, Symptome sprachlich sehr unauffällig zu vermei-

den. Er ist sprechmotorisch sehr geschickt. Stottern wird von ihm tabuisiert. Seine Therapiemotivation ist daher eingeschränkt.

Hier ist die klassische Abfolge der Phasen sinnvoll, wobei Enttabuisierung und Desensibilisierung einen besonders wichtigen Schwerpunkt bilden. Die Identifikation hat hier vor allem eine desensibilisierende Funktion.

Im weiteren Verlauf nimmt mit der Abnahme des Vermeideverhaltens die Symptomhäufigkeit zu. Nick hat seine Mitschüler über sein Stottern informiert und fühlt sich dadurch sehr entlastet. In der Modifikationsphase kann nun zügig die Prolongation erarbeitet werden. Durch sein sprechmotorisches Geschick und sein gutes Monitoring ist er in der Lage, diese anzuwenden, sobald er das erste Anzeichen eines Stottersymptoms spürt. Es zeigt sich, dass eine Desensibilisierung gegen die Prolongation nicht erforderlich ist und dass er sie immer häufiger intuitiv einsetzt. Er entscheidet sich nach gemeinsamen Überlegungen mit der Therapeutin gegen das Erlernen des Pullouts, da die verbleibenden Symptome zu kurz sind. Die Generalisierungsphase besteht nur aus wenigen Sitzungen, da er spontan viel in den Alltag übernommen hat. Allerdings wird der Zeitraum von 6 Monaten für die Nachkontrolle nicht verkürzt, sondern auf 12 Monate verlängert, da es sich auch um eine therapiebedingte vorübergehende Periode flüssigeren Sprechens (lucky fluency) handeln könnte.

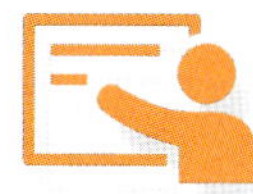

Lukas (6 J.) stottert so häufig und mit so langen, angestrengten Symptomen, dass ihm kaum flüssige Äußerungen möglich sind und er nur schwer verständlich ist. Schon bei der Erarbeitung der Sprechtechnik Pseudostottern werden regelmäßig Stottersymptome ausgelöst. Zusätzlich zum Stottern liegt eine Artikulationsstörung vor. Er zeigt sich sprechmotorisch wenig geschickt und das Monitoring fällt ihm schwer. Er leidet sehr unter seinem Stottern, vermeidet kaum sprachlich, aber vermehrt situativ oder durch Schweigen. In diesem Fall wird die Erarbeitung von Sprechtechniken (Prolongation, Pullout) vorgezogen, um Lukas die Kommunikation zu erleichtern und ihn in die Lage zu versetzen, in der Desensibilisierungsphase überhaupt positive Erfahrungen sammeln zu können. Der Verarbeitung von belastenden Erfahrungen wird Raum gegeben, sobald Lukas dafür offen ist, wohingegen die systematische Desensibilisierung gegen Zuhörerreaktionen erst erfolgt, sobald er Stotterereignisse mit den Techniken besser kontrollieren kann.

Im Laufe der Therapie reduziert sich die Stotterhäufigkeit und auch die Desensibilisierung gegen das Pseudostottern kann begonnen werden. Hier zeigt sich, dass er aufgrund seines kommunikativen Rückzugs nur wenig pragmatische Kompetenzen und Problemlösefähigkeiten entwickelt hat. In der Rahmentherapie wird mit ihm nun – integriert in die Desensibilisierung gegen Zuhörerreaktionen – in diesem Bereich gearbeitet.

4 Rahmenbedingungen

4.1 Indikation

Schul-KIDS ist indiziert bei Kindern mit

- einer Stotterhäufigkeit von >3 % der gesprochenen Silben und/oder
- einer Symptomdauer von mehr als ½ Sekunde
- und/oder motorischem Begleitverhalten
- und/oder emotionalen Reaktionen (Vermeideverhalten, Scham und Peinlichkeit, Bagatellisierung oder Tabuisierung)
- und/oder Risikofaktoren beim Kind/in der Umgebung

(vgl. DGPP, 2016).

Keine Indikation besteht, wenn die Symptome auch im Alltag unter ½ Sekunde ohne Anstrengungsverhalten sind, keine bzw. nur gering ausgeprägte, innere Symptome vorliegen und auch in der Umgebung des Kindes keine Besorgnis, negative Reaktionen oder sonstige Risikofaktoren bestehen.

4.2 Wartezeit

Aufgrund des zum Teil hohen Leidensdruckes und der Abnahme der Remissionswahrscheinlichkeit sollten stotternde Grundschulkinder innerhalb einer ggfs. gehandhabten Warteliste bevorzugt werden. Es empfiehlt sich, stotternden Kindern und ihren Eltern innerhalb von 10 Tagen nach Anmeldung einen Termin zur Diagnostik bzw. Beratung anzubieten.

4.3 Frequenz und Therapieform

KIDS wurde ursprünglich als ambulante Therapie konzipiert, bei der mindestens eine Behandlungssitzung á 45 Minuten pro Woche empfohlen wird (Sandrieser & Schneider, 2015, in Vorbereitung). Je nach Therapiephase kann dabei eine höhere (z. B. Desensibilisierung) oder niedrigere Frequenz (z. B. Stabilisierung) sinnvoll sein. Im ambulanten Setting sind die Vorgaben der ärztlichen Verordnung im Rahmen der Heilmittelrichtlinie einzuhalten, die in der Regel 1-2 Therapiesitzungen á 45 Minuten pro Woche vorsehen.

Da Stottern in der Kommunikation mit anderen auftritt, können viele Zielsetzungen von KIDS gut im Gruppensetting erarbeitet werden. Vorausgesetzt, dass dies im jeweiligen ambulanten Setting möglich ist, kann KIDS daher auch als Gruppentherapie durchgeführt werden oder einzelne Elemente in einer Gruppe bearbeitet werden. Die Vorgehensweise unterscheidet sich nur aufgrund gruppenspezifischer Überlegungen und wird deshalb nicht weiter beschrieben.

4.4 Therapiepausen

Damit ein Kind die Möglichkeit hat, autonom Erfahrungen mit dem neu Erlernten zu machen, kann eine zeitlich definierte Therapiepause vereinbart werden, in der das Kind sich mit einem in der Vertragsarbeit verhandelten Vorhaben auseinandersetzt.

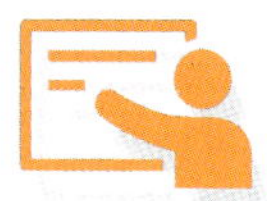

Anjan setzt im Alltag die Prolongation bisher nur in vorher vereinbarten Situationen ein. Um die Generalisierung zu verbessern, will er in einer 4wöchigen Pause eigenständig und spontan Prolongationen verwenden. Seine Mutter darf ihm Rückmeldung geben, sofern sie ihn dabei beobachten konnte.

4.5 Kriterien für das Therapieende

Das Therapieende ist aus Therapeutensicht erreicht, wenn eine Remission vorliegt oder nur leichtes Reststottern besteht.

Nach den aktuellen Leitlinien liegt eine Remission vor

- wenn der oder die Betroffene ohne Einsatz von Sprechtechniken oder mentalen Hilfen spontan flüssig spricht bzw. die Unflüssigkeiten denen nicht-stotternder Sprecher entspricht und
- wenn diese symptomfreie Sprechflüssigkeit über mindestens 12 Monate anhält (DGPP, 2016)

Merkmale eines leichten Reststotterns sind

- Symptome unter ½ Sekunde ohne Anstrengungsverhalten und
- keine bzw. nur gering ausgeprägte, innere Symptome

Ist eine spontane Sprechflüssigkeit erreicht, kann man nicht sofort von einer Remission bzw. dem Therapieende ausgehen, da nicht vorhersehbar ist, ob ein Kind eine vorübergehende Symptomfreiheit zeigt oder sich in einer tatsächlichen Remission befindet. Für KIDS wird empfohlen, bei Symptomfreiheit oder nur leichtem Reststottern im Therapieverlauf die Therapie zunächst für einen Monat fortzuführen und zu überprüfen, ob dies in allen Lebenskontexten beobachtbar ist. Sollte dies der Fall sein, kommen die Therapeutin, die Eltern und das Kind zu der Übereinkunft, dass eine Beendigung der Therapie gewünscht und sinnvoll ist. Es wird ein Vertrag geschlossen, in dem die individuellen Kriterien für eine eventuelle Wiederaufnahme der Therapie vereinbart werden.

Ist das Therapieende aus Sicht der Therapeutin erreicht, nicht aber aus Sicht der Eltern oder des Kindes, steht eine Beratung hinsichtlich realistischer Ziele sowie in Bezug auf die emotionale Verarbeitung und den Umgang mit Sorgen und Befürchtungen an.

Besteht die Sorge, dass weder Eltern noch Kind in der Lage sind, die Logopädin anzusprechen, können Kontrolltermine festgelegt werden, die sich in der Regel auf kurze Rückmeldungen zum aktuellen Stand am Telefon oder online beschränken.

5 Diagnostik

Die Diagnostik von Stottern im Schulalter erfolgt auf Grundlage der ICF (Deutsches Institut für Medizinische Dokumentation und Information, 2005). Damit sind neben den Körperfunktionen (d. h. hörbare und sichtbare Stottersymptomatik) auch Aktivität und Teilhabe sowie personbezogene und umgebungsbezogene Faktoren einzubeziehen. In diesem Manual werden Verfahren und Vorgehensweise bei der Befunderhebung nur kurz zusammengefasst. Eine ausführliche Darstellung und die benötigten Diagnostikmaterialien finden sich in Sandrieser und Schneider (2015, in Vorbereitung).

5.1 Fragestellungen der Diagnostik

In der Erstdiagnostik ist Stottern differentialdiagnostisch einzugrenzen und zu klären, ob Behandlungsbedarf besteht. Zu diesem Zweck werden folgende drei Bereiche untersucht:

1. Die beobachtbare Symptomatik
2. Kognitive und emotionale Reaktionen auf das Stottern
3. Risikofaktoren und eventuelle Komorbiditäten

5.2 Diagnostikverfahren und -instrumente

Um die genannten drei Bereiche zu erfassen eignen sich die in Sandrieser und Schneider (2015, in Vorbereitung) aufgeführten Verfahren:

Über Beginn und Verlauf der Störung geben der anamnestische Fragebogen (Sandrieser & Schneider, 2015, in Vorbereitung) und die Anamnese (ebd.) Auskunft.

Die hör- und sichtbare Stottersymptomatik in einer Spontansprachprobe und beim lauten Lesen wird hinsichtlich Häufigkeit und Dauer der Symptome sowie motorischen Begleitverhalten mit dem SSI-4 (Stuttering Severity Instrument 4, Riley, 2009, in Sandrieser & Schneider, 2015, in Vorbereitung) untersucht, einem normierten und standardisierten Verfahren, das die Symptomatik schnell, jedoch nicht vollständig erfasst. Darüber hinaus ist eine detailliertere Beschreibung anhand der QBS (Qualitative Beschreibung des Stotterns, Schneider, 2014, in Sandrieser & Schneider, 2015, in Vorbereitung) sinnvoll, um die Symptomatik qualitativ detaillierter zu beschreiben und dysfunktionale Coping-Strategien zur Vorbeugung von Stottern beim Sprechen zu erfassen. Für eine Einordnung und Bewertung der beobachteten Phänomene ist eine Befragung von Eltern und Kind hinsichtlich der Alltagsrepräsentativität der Sprechprobe und einer Beschreibung der üblichen Symptomatik unerlässlich.

Kognitive und emotionale Reaktionen auf Stottern werden durch anamnestische Befragung von Kind und Eltern, durch die Verhaltensbeobachtung in einem provokativen Verfahren und durch Fragebögen ermittelt.

Im Screeningverfahren RSU (Reaktionen auf das Stottern des Untersuchers, Schneider, 2014, in Sandrieser & Schneider, 2015, in Vorbereitung) konfrontiert die Therapeutin das

Kind mit ihrem Pseudostottern, befragt das Kind zu verschiedenen Symptomarten, zum motorischen Begleitverhalten, emotionalen Reaktionen und Vermeideverhalten und beobachtet die emotionalen Reaktionen darauf. Der RSU gibt Hinweise auf Bewusstheit, Reflexionsbereitschaft bzw. Tabuisierung oder Bagatellisierung in Bezug auf die Störung.

Geeignete Fragebögen sind der FF-SS (Fragebogen für Schülerinnen und Schüler, Oertle, 1999, in Sandrieser & Schneider, 2015, in Vorbereitung), der FZS (Fragebogen zum Sprechen, Cook, 2013) und der OASES-S (Overall Assessment of the Speakers Experience of Stuttering, ages 7-12) in seiner deutschen Version (Euler, Kohmäscher, Cook, Metten & Miele, 2015).

Risikofaktoren und Komorbiditäten werden anhand von anamnestischen Fragen, Fragebögen, Verhaltensbeobachtung sowie bei Bedarf einschlägigen Screening- und Testverfahren (Sandrieser & Schneider, 2015, in Vorbereitung) ermittelt.

Reaktionen von Eltern und Bezugspersonen auf das stotternde Kind lassen sich anhand des FESK (Fragebogen für Eltern stotternder Kinder, Breuer et al., 2009, in Sandrieser & Schneider, 2015, S.110) sowie des PROFES (Praxisorientierter Fragebogen für Eltern von stotternden Kindern, Horst, Heim & Kohmäscher, 2021, in Sandrieser & Schneider, in Vorbereitung) erfassen.

5.3 Durchführung und Auswertung der Diagnostik

Die im Folgenden beschriebene Vorgehensweise ist nicht verbindlich und kann von der Untersucherin individuell gestaltet werden. Relevant ist jedoch, dass anhand der erhobenen Daten am Ende der Sitzung die differentialdiagnostische Abklärung, ob behandlungsbedürftiges Stottern vorliegt, möglich ist. Alle weiteren für die Therapieplanung ausschlaggebenden Informationen können auch zu einem späteren Zeitpunkt erhoben werden, einige sinnvollerweise sogar erst therapiebegleitend.

Vor der Erstuntersuchung können die Elternfragebögen zugeschickt und zum ersten Termin ausgefüllt mitgebracht werden. Das Kind soll jedoch seinen Fragebogen erst in der ersten Sitzung ausfüllen, um einer Beeinflussung durch die Eltern vorzubeugen.

Bei der Untersuchung sind Kind und nach Möglichkeit beide Elternteile anwesend. Nach einem Überblick über die bevorstehende Sitzung und der Regelung des Datenschutzes in Bezug auf die erforderliche Videoaufnahme wird die Anamnese durchgeführt. Das Kind wird wesentlich einbezogen, da es über viele Informationen verfügt, die den Eltern nicht zugänglich sind, beispielweise über Trigger für Stottern, Vermeideverhalten, Schule, Freunde, Freizeitgestaltung, eigene emotionale Reaktionen und Reaktionen Anderer.

In die Anamnese kann, sobald eine ausreichende Vertrauensbasis besteht, auch der RSU (Schneider, 2014, in Sandrieser & Schneider, 2015, in Vorbereitung) einbezogen werden. Wenn sich Kind und Eltern in der Wahrnehmung und Beurteilung von Sachverhalten unterscheiden, wird verdeutlicht, dass es normal ist, wenn jeder aus seiner Perspektive zu einer anderen Einschätzung kommt. Vermeidet das Kind, über Stottern zu sprechen, ist das eine diagnostisch relevante Beobachtung. Hier treibt man das Kind nicht mit weiteren Fragen in die Enge, sondern vermittelt ihm Verständnis, ohne ebenfalls zu vermeiden. Dies kann geschehen, indem man anspricht, dass auch andere Kinder in die Praxis kommen, die ungern über Stottern sprechen, weil sie es so „doof" finden, und dass es genau die Aufgabe der Therapie ist, dass man sich nicht mehr so über das Stottern ärgern oder dafür schämen muss.

Am Ende der Anamnese steht die Frage, ob das im Gespräch gezeigte Sprech- und Stotterverhalten repräsentativ für den Alltag ist. Sofern die Sprechprobe aus dem Anamnesegespräch repräsentativ und ausreichend groß ist, kann auf eine weitere Spontanspracherhebung verzichtet werden. Andernfalls wird anhand eines Themas, zu dem das Kind viel und emotional beteiligt erzählen kann (beispielsweise Erklärung eines bevorzugten Computerspiels) eine weitere Sprechprobe erhoben. Es folgt die Untersuchung des Lesens. Zunächst wird die Lesefähigkeit festgestellt und Schwierigkeiten anamnestisch von durch Stottern bedingten Lesefehlern abgegrenzt. Bei einer Lesefähigkeit, die dem Beginn der 3. Klasse entspricht, wird eine Leseprobe (Schneider, 2014, in Sandrieser & Schneider, 2015, in Vorbereitung) entsprechend den Anforderungen des SSI-4 (Riley, 2009) erhoben und aufgezeichnet.

Falls erforderlich können bei ausreichender Zeit noch in dieser Sitzung weitere orientierende Untersuchungen stattfinden, wie z. B. zum Sprachentwicklungsstand, zur Sprachkompetenz bei Mehrsprachigkeit oder zur Mund- und Sprechmotorik.

Am Ende der Sitzung werden gemeinsam die nächsten Schritte geplant und Kind und Eltern, wenn schon jetzt erkennbar, darüber aufgeklärt, dass es sich um behandlungsbedürftiges Stottern handelt. Die sich anschließenden Schritte werden in Kapitel 2 des zweiten Teils genauer beschrieben.

Teil II

Praktische Umsetzung von Schul-KIDS

1 Einführung in die praktische Umsetzung

Alle Varianten der Stottermodifikation nach Van Riper haben einen ähnlichen Aufbau mit den Phasen Identifikation, Desensibilisierung, Modifikation und Generalisierung. Wie unter „variable Therapieplanung" dargestellt, geht es beim Ansatz Schul-KIDS darum, die Abfolge individuell anzupassen und sich nicht einem starren Phasenmodell unterzuordnen. Abweichungen sollten individuell begründbar sein. Beispielsweise kann es sinnvoll sein, Elemente der Modifikation parallel zum Üben an der Identifikation anzubieten. Auf die Notwendigkeit, auch in späten Therapiephasen erneut zu desensibilisieren, wurde oben bereits verwiesen.

Die folgenden Abbildungen vermitteln, wie die Phasen ineinander übergehen und, wenn erforderlich, individuelle Verschiebungen möglich sind. In Abbildung 2 ist der übliche Verlauf von Schul-KIDS dargestellt. Innerhalb einer Zeile bedeutet ein doppelter Pfeil, dass zu diesem Zeitpunkt in der betreffenden Phase ein Schwerpunkt liegt, ein einfacher Pfeil stellt dar, dass die Inhalte dieser Phase in diesem Therapieabschnitt deutlich weniger Raum einnehmen. Konkret bedeutet dies, dass in einer Therapiesitzung Elemente verschiedener Phasen bearbeitet werden können.

Die Standardtherapie nach KIDS beginnt mit dem Abschluss eines Therapievertrags (Information- und Vertragsphase). Daran anschließend wird die Elternarbeit für den ge-

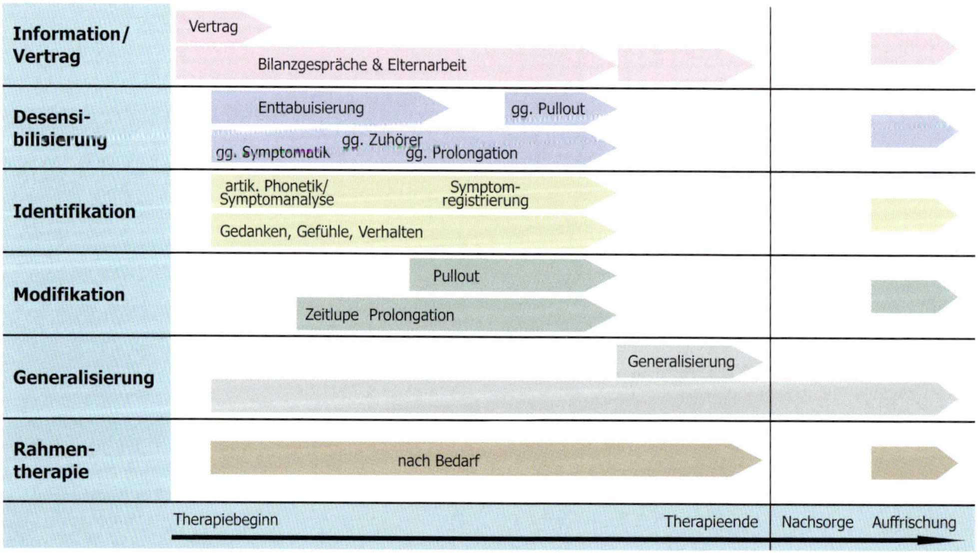

Phase	Therapie	Nachsorge / Auffrischung
Information/ Vertrag	Vertrag; Bilanzgespräche & Elternarbeit	
Desensibilisierung	Enttabuisierung; gg. Pullout; gg. Symptomatik; gg. Zuhörer; gg. Prolongation	
Identifikation	artik. Phonetik/ Symptomanalyse; Symptom-registrierung; Gedanken, Gefühle, Verhalten	
Modifikation	Pullout; Zeitlupe Prolongation	
Generalisierung	Generalisierung	
Rahmentherapie	nach Bedarf	
	Therapiebeginn … Therapieende	Nachsorge · Auffrischung

Abbildung 2: Standardablauf der Therapiephasen von Schul-KIDS

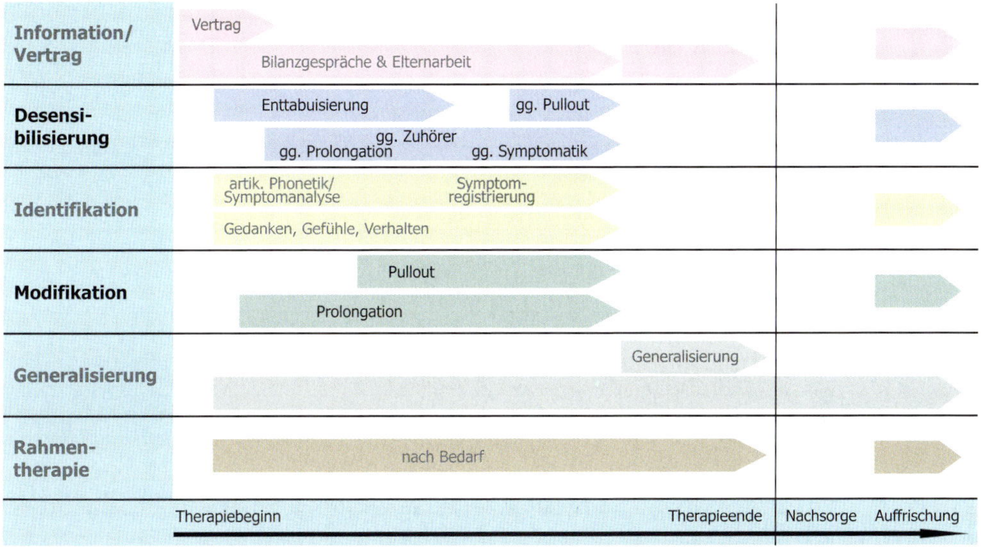

Information/ Vertrag	Vertrag; Bilanzgespräche & Elternarbeit	
Desensibilisierung	Enttabuisierung; gg. Pullout; gg. Zuhörer; gg. Prolongation; gg. Symptomatik	
Identifikation	artik. Phonetik/ Symptomanalyse; Symptomregistrierung; Gedanken, Gefühle, Verhalten	
Modifikation	Pullout; Prolongation	
Generalisierung	Generalisierung	
Rahmentherapie	nach Bedarf	
	Therapiebeginn — Therapieende	Nachsorge — Auffrischung

Abbildung 3: Ablauf der Therapiephasen bei vorgezogener Modifikation und Kontrollverlust im Pseudostottern

samten weiteren Therapieverlauf fortgeführt. Als zweite Phase schließt sich die Desensibilisierung mit dem Schwerpunkt Enttabuisierung an, welche die Grundlagen für die weitere Therapie legt. Es folgt die Desensibilisierung gegen die eigene Symptomatik (anhand von Pseudostottern) und parallel deutlich weniger intensiv die Identifikation (artikulatorische Phonetik und Symptomanalyse). Desensibilisierung und Identifikation werden auch im weiteren Verlauf parallel erarbeitet. Die Modifikation (Erarbeitung der Prolongation) kommt hinzu, sobald anhand der artikulatorischen Phonetik ausreichende Grundlagen geschaffen wurden. Bei der Einübung der Prolongation (Modifikation) intensiviert sich parallel die Identifikation (Symptomregistrierung). Wenn in der Modifikation der Pullout erarbeitet wird, treten die anderen Phasen in den Hintergrund, bis die Desensibilisierung gegen die Sprechtechniken erfolgt.

Die Generalisierung läuft fast von Anfang an parallel und wird erst im letzten Abschnitt zum Schwerpunkt. Nachsorge und Auffrischungen folgen nach dem Therapieende. Information und Vertrag sind hier die ganze Therapie begleitend eingezeichnet, da sie zu jeder Zeit des Therapieverlaufs möglich sind.

Von dieser Grundstruktur kann in begründeten Fällen abgewichen werden, beispielsweise wenn in der Desensibilisierung das Pseudostottern schon bei niedrigster sprachlicher und emotional-situativer Anforderung systematisch Kontrollverlust und somit echte Symptome auslöst (Abbildung 3). Dann wird sehr schnell mit der Identifikation und Modifikation begonnen, denn die Arbeit am Pseudostottern würde das Gefühl des Kontrollverlustes nur verstärken. Die Desensibilisierung wird dann erst später in Verbindung mit dem Transfer der Sprechtechniken zum Schwerpunkt.

An einem Fallbeispiel von einem elfjährigen Jungen mit verdecktem Stottern lässt sich erkennen, wie ausgeprägt im Einzelfall die Veränderung der Grundstruktur sein kann (Abbildung 4). Hier wurde der Schwerpunkt auf die Desensibilisierung gelegt, die Modifikation wurde aufgrund der leichten Symptomatik nicht durchgeführt. Elternberatung und Rahmentherapie hatten große Bedeutung.

	Therapiebeginn … Therapieende	Nachsorge / Auffrischung
Information/ Vertrag	Vertrag; Bilanzgespräche & Elternarbeit	
Desensi-bilisierung	Enttabuisierung; gg. Symptomatik; gg. Zuhörer	
Identifikation	artik. Phonetik; Symptomanalyse; Gedanken und Gefühle; Vermeideverhalten	
Modifikation		
Generalisierung	Generalisierung	
Rahmen-therapie	Gedanken und Gefühle	
	Therapiebeginn – Therapieende	Nachsorge – Auffrischung

Abbildung 4: Ablauf der Therapiephasen bei verdecktem, sehr leichtem Stottern

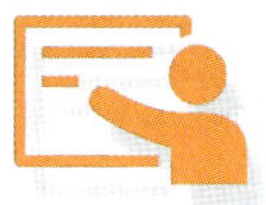

Verdecktes, sehr leichtes Stottern

Lukas (11 J.) wird wegen Schulproblemen auf Grund von verdecktem Stottern vorgestellt. Er ist sehr belastet, ständig das Stottern verbergen zu müssen, und spielt deshalb den Klassenclown („Besser ich mache Quatsch, als dass die merken, dass ich stottere."). Er ist in der Klasse akzeptiert und wird nicht gehänselt. Er vermeidet situativ und sprachlich (leise, undeutliche Sprechweise, überwiegend kurze Äußerungen, Umformulierungen). Sehr selten treten kurze, kaum erkennbare Teilwortwiederholungen und Blockierungen auf. Der SSI ergibt ein „sehr leichtes Stottern". Es ist Lukas sehr unangenehm, über Stottern zu sprechen oder Stottern beim Untersucher zu beobachten. Im Angstfragebogen für Schüler (AVS, Wieczerkowski et al., 2016) hat er hohe Werte. Er bezeichnet sich als Versager und äußert große Angst, Fehler zu machen. Sein Therapieziel ist, beim Sprechen mutiger zu werden, damit er Freunde finden und sich mehr am Unterricht beteiligen kann.

In der Elternberatung werden die verstärkenden Prozesse des Vermeideverhaltens untersucht. Die Eltern stellen daraufhin häufiger Anforderungen an ihn. Außerdem wird wegen der Angstkomponente eine Kinderpsychotherapie eingeleitet. In der Enttabuisierung erkennt Lukas die Zusammenhänge von Stottern, Vermeideverhalten und Angst. Die Desensibilisierung gegen die Symptomatik (Konfrontation mit Pseudostottern und mit Videos von echter Symptomatik anderer) verläuft sehr kleinschrittig. Um Erfolge zu vermitteln, werden zunächst In-vivo-Sprechsituationen ohne Pseudostottern durchgeführt. Dadurch nimmt die Motivation sehr stark zu. Phantasien über angstauslösende Situationen werden in Rollenspielen bearbeitet. So kann behutsam auch das Pseudostottern erarbeitet werden. Die Identifikation (Artikulatorische Phonetik, Analyse des eigenen Sprechens, Vermeideverhaltens und Stotterns) fällt ihm leichter. Auch ohne Vermeidung hat er keine längeren oder angestrengten Symptome. Daher wird vorerst keine Modifikation (Prolongation) eingeplant, die Enttabuisierung fortgeführt und der Kontakt zu einem stotternden Gleichaltrigen hergestellt.

Die Schule ist für Lukas eine besondere Belastung. Er ist nicht zu einem Schulbesuch bereit. Durch Gespräche mit dem Klassenlehrer kann die Schulsituation positiv beeinflusst werden. Kurze Zeit darauf wird die Therapie beendet, da das Ziel erreicht wurde. Lukas vermeidet kaum noch Situationen, wagt in vivo kurzes Pseudostottern und bekommt auch aus der Schule positive Rückmeldungen zur mündlichen Mitarbeit.

Im Nachsorgezeitraum nimmt das situative Vermeiden in der Schule wieder leicht zu. Er empfindet das Vermeiden jedoch nicht mehr als Belastung. Die Symptomatik ist gleichbleibend leicht. Eine Auffrischung ist nicht erforderlich.

2 Information, Vertrag und Elternbeteiligung

Die Phase Information, Vertrag und Elternbeteiligung ist zu Beginn der Therapie äußerst wichtig, und durchzieht danach die gesamte Therapie. „Eltern“ steht verallgemeinernd für die Bezugspersonen, die für die Therapieentscheidung verantwortlich sind und sie mittragen, und kann z. B. auch die Großeltern betreffen.

Mit einem Vertrag sind das Therapiemandat von Eltern und Kind sowie die daraus resultierenden Vereinbarungen gemeint. Er muss nicht zwingend schriftlich festgelegt werden, aber eindeutig, konkret, positiv und einfach formuliert sein und von allen Beteiligten bestätigt werden (Sandrieser & Schneider, 2015, in Vorbereitung). Es ist ratsam, das übergeordnete Endziel und Teilziele zur Erhöhung der Verbindlichkeit der Vereinbarung schriftlich festzuhalten.

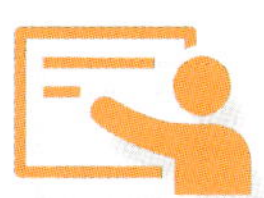

Vertrag

Endziel: Jan spricht gelassen mit normalen Unflüssigkeiten oder mit lockeren, entspannten kurzen Stottersymptomen. Er ist selbstsicher beim Sprechen und bewältigt Stotterereignisse in einer guten und leichten Weise. Er ist in der Lage, andere über Stottern zu informieren und sich gegen Hänseln abzugrenzen. Er kann in der Schule mündlich mitarbeiten, ohne durch das Stottern eingeschränkt zu sein. Die Therapeutin ist verantwortlich, geeignete Übungen anzubieten und Jan zu unterstützen, wenn etwas anstrengend und schwierig wird. Jan ist verantwortlich, bei den Übungen mitzumachen und zu sagen, wenn ihm etwas schwerfällt. Die Eltern unterstützen Jan bei seinen Hausaufgaben und fühlen sich sicher im Umgang mit dem Stottern. Sie kennen angemessene Möglichkeiten, ihn zu unterstützen, auch in der Schule. Sie nehmen vereinzelt an Jans Sitzungen und an zusätzlichen Elternberatungsterminen teil.

Ein Therapievertrag bezieht Eltern, Kind und Therapeutin ein. Im Gespräch mit dem Kind und den Eltern werden die Zielsetzung, der Therapieauftrag und die Vorgehensweise geklärt und eine gemeinsame Übereinkunft zur Therapie formuliert (Therapievertrag). Bis ein guter Therapievertrag zwischen Eltern, Kind und Therapeutin (Dreiecksvertrag) etabliert ist, können mehrere Termine vergehen. Ziel ist, dass die für das Kind verantwortlichen Bezugspersonen das Konzept kennen und akzeptieren, damit sie es nicht aus Unverständnis im Laufe der Therapie ablehnen und das Kind verwirren oder gar die Therapie abbrechen (Sandrieser & Schneider, 2015, in Vorbereitung).

Beim Abschluss des Vertrages geht es auch darum, geheime Anliegen aufzudecken und anzusprechen. Diese werden von den Eltern/dem Kind gegenüber der Therapeutin nicht veröffentlicht, entweder, weil sie ihnen selbst nicht bewusst sind oder weil sie offenkundig den Interessen des Therapiekonzeptes oder der Therapeutin zuwiderlaufen würden. Beispielsweise könnte die Therapie zwar als sinnvoll und zielführend angesehen werden, soll aber im Geheimen stattfinden, so dass weder in der Schule noch von Anderen eine Veränderung bemerkt wird.

Ein Vertrag, der zu Beginn der Therapie geschlossen wurde, kann nicht für die gesamte Behandlungszeit gelten. Die Symptomatik ändert sich, der Leidensdruck, ggf. auch die äußeren Bedingungen wie eine veränderte Schulsituation. Zudem können sich bisher unerkannte geheime Anliegen zeigen. Um dieser Dynamik gerecht zu werden, führt man in regelmäßigen Abständen und bei auftauchenden Problemen Bilanzgespräche durch, die auch zu kleineren oder größeren Vertragsrevisionen führen können.

Tabelle 3: Übersicht über die Vertrags- und Informationsphase

Stundenumfang in TE (Orientierungswerte)	Ziel	Inhalte
1-2	Aufklärung der Eltern und Vertrag (2.3.1)	Besprechung der Untersuchungsergebnisse und gemeinsame Interpretation Information, Verhandlung und Vereinbarung • verfügbare Therapiekonzepte • explizites Mandat bei Entscheidung der Eltern für KIDS • KIDS: Ziele • Vorgehensweise • Ressourcen (Sitzungsfrequenz, Hausaufgaben) • Schulsituation • relevante Personen • Verantwortlichkeiten • Organisatorisches
1-2	Aufklärung des Kindes und Vertrag (2.3.2)	Information, Verhandlung und Vereinbarung zu • Kern- und Begleitverhalten • Untersuchungsergebnisse • Ist-Zustand • Ziele • Schulsituation • Vorgehensweise • Mandat • relevante Personen • Ressourcen (Sitzungsfrequenz, Hausaufgaben) • Erstellen eines schriftlichen Vertrags • Kindgerechte Darstellung der Vorgehensweise (Metapher, ggf. über mehrere Stunden herstellen)
(1) fakultativ	Klärung der Schulsituation (2.3.1)	Bei problematischer Schulsituation ggf. Zeit für ausführlichere Besprechung der Schulsituation einplanen (vgl. 3.4.1).
1	Abschließen eines Dreieckvertrags (2.3.3)	Gemeinsamer Austausch bzgl. • Mandat • Zielen • Vorgehensweise Austausch über die Schulsituation und gemeinsame Planung erforderlicher Schritte Austausch über relevante Personen und ggf. gemeinsame Planung erforderlicher Schritte Aushandeln und Vereinbarung von Sitzungsfrequenz, Verantwortlichkeiten, Hausaufgaben, Vereinbarung von Terminen für Bilanzgespräche

2.1 Voraussetzungen

Wenn ein behandlungsbedürftiges Stottern festgestellt wurde und die relevanten Verantwortlichen (nach Möglichkeit beide Eltern, in Ausnahmefällen auch ein Großelternteil oder eine andere verantwortliche Bezugsperson) erste Informationen über unterschiedliche Therapierichtungen erhalten und auf dieser Grundlage, sei es auch nur probeweise, einer Therapie nach KIDS zugestimmt haben, ist die Voraussetzung für die Informations- und Vertragsphase gegeben.

2.2 Ziele

1. Die Eltern sind über den Befund und darauf bezogene Therapiekonzepte sowie über KIDS und die Ziele der Therapie informiert.
2. Das Kind ist über Stottern, das Therapiekonzept und die generellen Therapieziele aufgeklärt.
3. Der Therapieauftrag (Mandat) für KIDS von Eltern und Kind an die Therapeutin ist geklärt.
4. Eventuelle geheime Anliegen werden festgestellt.
5. Ein Dreiecksvertrag mit individuellen realistischen Zielen, konkretem Vorgehen und Verteilung von Verantwortlichkeiten wird abgeschlossen.

2.3 Vorgehensweise

Im Folgenden wird nacheinander das Vorgehen mit den Eltern und dem Kind beschrieben. Am Schluss folgt die Erarbeitung des gemeinsamen Dreiecksvertrags (Tabelle 3).

2.3.1 Aufklärung der Eltern und Vertrag

Am Beginn steht die Information der Eltern über die Ergebnisse der Befundung und die Begründung der Therapienotwendigkeit. Hierbei werden auch die nötigen Basisinformationen zum Stottern vermittelt (Mat_1.1.1_Basisinformation Stottern). Es folgt die gemeinsame Beschreibung und Beurteilung der Spontansprache anhand eines Videos des Kindes, bei ausreichend Zeit der Vergleich mit Videos anderer stotternder Menschen (Mat_3.2.5_Videobeispiele Stottern).

Im Anschluss werden die Ziele der Eltern erfragt und den Zielen und Vorgehensweisen verschiedener Therapierichtungen gegenübergestellt (Mat_1.1.1_Basisinformation Stottern, Mat_1.1.3_Adressen – Links – Literatur) (Kohmäscher & Primaßin, 2023). Das Ziel, selbstbewusst zu kommunizieren, können so gut wie alle Eltern unterstützen. Daher sind die meisten Eltern offen für eine Therapie nach KIDS, die entsprechend im Detail vorgestellt wird (Mat_1.1.2_Elterninformation KIDS).

Schwer fällt in der Regel, zu akzeptieren, dass das Stottern bleiben wird und dass es um einen möglichst guten Umgang mit dem Stottern geht, der sich in leichteren und selteneren Symptomen und einem Kontrollgefühl äußert. Es bewährt sich, offen über den verständlichen Wunsch nach Heilung zu sprechen und darüber, dass diese nicht vorhergesagt werden kann. In diesem Alter sind gute Copingstrategien mit Stottern wahrscheinlicher als eine Heilung.

Auch die Konfrontation in der Desensibilisierung und das Pseudostottern als “paradoxe Intervention” werden sorgfältig vermittelt und Bedenken und Vorbehalte ernst genommen, indem man gemeinsam nach Lösungen sucht (z. B. kleinschrittigeres Vorgehen, Hausaufgabengestaltung etc.). Können die Eltern sich nicht vorstellen, selbst Pseudostottern zu lernen, ist zumindest sicherzustellen, dass sie es ihrem Kind zutrauen und es inhaltlich gutheißen. Wenn nicht, wäre das ein Ausschlusskriterium für das Vorgehen nach KIDS. Sofern nicht schon durch die Anamnese bekannt, sind die Schulsituation (auf die Schule bezogene Therapieziele, Belastung durch Schule, Freunde, Informationsgrad der Lehrerinnen, mündliche Leistungen, Dringlichkeit zu handeln) und die Relevanz weiterer Personen zu klären. Um zu prüfen, ob eine Therapie zum jetzigen Zeitpunkt realistisch ist, werden die Ressourcen festgestellt, die der Familie zur Verfügung stehen (Sitzungsfrequenz, Hausaufgaben, mögliche weitere Unterstützer).

Im Anschluss werden zur Vorbereitung des Dreiecksvertrags die Verantwortlichkeiten besprochen:

1. Das Kind ist verantwortlich für Mitplanung und Rückmeldung, Information über die aktuelle Situation und vor allem für den Einsatz in der Therapie und für den Transfer (Hausaufgaben).
2. Die Eltern übernehmen die Verantwortung für den organisatorischen Rahmen (Verordnung, in die Praxis bringen etc.), Teilnahme an Elterngesprächen zum Erwerb von Fachwissen, zur Mitplanung und Rückmeldung über Therapieeffekte, dem Bericht über den aktuellen Stand aus ihrer Sicht, Kontakt zu Schule bzw. weiteren Personen/Institutionen, ggf. Teilnahme an den Sitzungen des Kindes und Unterstützung der Hausaufgaben.
3. Die Therapeutin führt durch die Therapie, vermittelt Zuversicht, Wissen und Fähigkeiten, leitet Kind und Eltern zu möglichst viel Eigeninitiative an und achtet darauf, dass auch anstrengende Themen gut bewältigt werden können.

Außerdem wird auf die stetige Anpassung des Therapievertrags und die dafür erforderlichen Bilanzgespräche hingewiesen.

Sobald die Eltern ausreichend informiert sind, wird geklärt, ob sie das Therapiemandat sofort erteilen wollen oder ob sie noch eine Bedenkzeit bis zu einem vereinbarten Zeitpunkt wünschen. Bei Bedenken fehlen möglicherweise Informationen oder es liegen ungeklärte geheime Anliegen vor. Zum Schluss des Termins werden organisatorische Fragen besprochen und schriftliches Informationsmaterial mitgegeben (u. a. Mat_1.1.2_Elterninformation KIDS). Erst wenn das Therapiemandat gegeben wurde, kann der Termin zur Vertragsfindung mit dem Kind stattfinden.

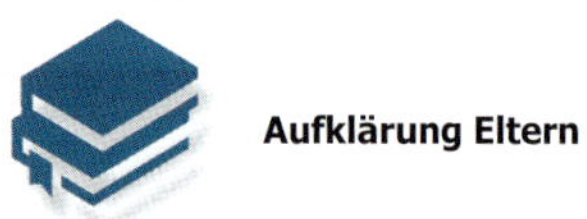

Aufklärung Eltern

Mat_1.1.1_Basisinformation Stottern
Mat_1.1.2_Elterninformation KIDS
Mat_1.1.3_Adressen – Links – Literatur
Mat_3.2.5_Videobeispiele Stottern

2.3.2 Aufklärung des Kindes und Vertrag

Mit Schulkindern wird in jedem Fall ein Vertrag über die Stottertherapie gemacht, da sie diejenigen sind, die am meisten von der Therapie betroffen sind. Sie werden darüber informiert, dass sich die Eltern für Schul-KIDS entschieden haben. Damit sie den Vertrag aktiv mitgestalten können, wird ein Minimum an Grundlagenwissen, die Definition von Stottern, der Kontrollverlust und das Kern- und Begleitverhalten mit der entsprechenden Nomenklatur vermittelt. Mögliche Verfahren sind das Anstoßexperiment (Mat_2.1.2_Anstoßexperiment), das Zwiebelschalenmodell (Mat_2.1.3_Zwiebelschalenmodell) und die Analyse von fremdem und ggf. eigenem Stottern (Mat_3.2.1_ Erstes Analysieren von Stottern). So werden das Stottern und die emotionalen Reaktionen enttabuisiert, wodurch eine Istzustands- und Zielanalyse leichter wird (Mat_1.2.2_10 Blätter-Skala). Damit es den Vertrag aktiv mitgestalten kann, entwickelt das Kind zunächst seine Zielvorstellungen. Anschließend wird kurz und anschaulich erklärt, wie die Prognose ist, welche Ziele realistisch sind und wie die Therapie nach Schul-KIDS sie erreichen kann (Mat_1.2.1_ Information Kind KIDS, Mat_1.2.4_Metaphern Vertrag). Es wird ein Therapievertrag geschlossen (Mat_1.2.6_Beispiel Vertrag), der nach der mehrstündigen Enttabuisierung am Beginn der Desensibilisierung genauer ausgestaltet und den Interessen des Kindes entsprechend visualisiert werden kann. Ein Beispiel dafür findet sich in Mat_1.2.5_Visualisierung Vertrag.

Bei Kindern, die sich (noch) nicht auf die Therapie einlassen möchten, kann ein vorläufiger Vertrag bis zum Ende der Enttabuisierung geschlossen werden und dann erneut besprochen werden, ob sich das Kind eine Therapie vorstellen kann.

Aufklärung Kind

Mat_1.2.1_Information Kind KIDS
Mat_1.2.2_10 Blätter-Skala
Mat_1.2.4_Metaphern Vertrag
Mat_1.2.5_Visualisierung Vertrag
Mat_1.2.6_Beispiel Vertrag
Mat_2.1.2_Anstoßexperiment
Mat_2.1.3_Zwiebelschalenmodell
Mat_3.2.1_Erstes Analysieren von Stottern

2.3.3 Abschließen eines Dreiecksvertrags

Die Grundlage für die Therapie ist der Dreiecksvertrag, in dem hinsichtlich der Zielsetzung und der Vorgehensweise eine Übereinstimmung aller Parteien oder zumindest eine wechselseitige Akzeptanz festgestellt wird. Ein weiterer Inhalt ist die Klärung, wer wofür verantwortlich ist (z. B. Hausaufgaben, Bringen und Abholen, Mitbringen von Unterlagen). Durch den Dreiecksvertrag wird eine höhere Verbindlichkeit der Absprachen hergestellt. Auch wenn manche inhaltliche Bereiche des Vertrags die Therapeutin noch nicht zufriedenstellen, unkonkret sind oder fehlen, kann man gelassen und zuversichtlich bleiben. In der anschließenden Enttabuisierung bildet sich in der Regel ein klarer und tragfähigerer Vertrag heraus. Zudem besteht während des weiteren Therapieverlaufs immer die Möglichkeit, in Bilanzgesprächen den Vertrag an die aktuelle Situation anzupassen.

Für den Dreiecksvertrag kann ein eigener Termin vereinbart werden, er kann auch bei ausreichender Zeit im Anschluss an die Vorbesprechung mit dem Kind erfolgen. Dabei stellt das Kind gemeinsam mit der Therapeutin den Eltern sein Therapiemandat, seine Zielsetzung und Vorgehensweise (ggf. anhand der Visualisierung) vor. Am runden Tisch wird besprochen, welche Aufgaben der Therapeutin, den Eltern und dem Kind zukommen. Wichtig ist eine Absprache, welche Rolle die Eltern im Therapieprozess übernehmen werden (dürfen sie an Hausaufgaben erinnern, sind sie in der Therapie an den Übungen und an den Hausaufgaben als Übungspartner beteiligt?). Die Therapeutin handelt vor allem als Moderatorin, verbalisiert unklare Positionen und unterstützt die betreffende Partei, sich klarer auszudrücken. Vor allem bei der Zielsetzung einer völligen Heilung zeigt sie Verständnis, stellt aber ganz klar den Realitätsbezug her.

2.4 Weitere Informationen, Beratung und Verträge mit Eltern und Bezugspersonen

Gespräche mit den für das Stottern und die Therapie relevanten Bezugspersonen sind ein wesentlicher Bestandteil von Schul-KIDS. Adressaten sind also meist die Eltern und häufig Großeltern und Lehrer. Informationsvermittlung und Beratung bewirken eine Entlastung von Schuldgefühlen und erhöhen die Sicherheit im Umgang mit dem Stottern. Elterngespräche sichern die Akzeptanz für den Therapieansatz. Sie dienen der Anleitung zur Unterstützung des Kindes bei den Hausaufgaben, sofern die Eltern an der Therapie direkt beteiligt werden. Und schließlich stärken sie die Eltern, sich für ihr Kind einzusetzen und gegebenenfalls als Multiplikator die Umgebung zu informieren.

In Elterngesprächen ist die Rolle der Therapeutin die eines Coachs oder einer Beraterin, denn die Eltern brauchen keine Therapie. Daher ist eine explizite Rollenklärung sinnvoll: „Sie sind der Experte für ihr Kind, ich für das Stottern."

In den ersten 2 bis 3 Monaten nach dem Vertragsabschluss finden 2 bis 3 Termine für einen ausführlichen Informationsaustausch (Mat_1.1.1_Basisinformation Stottern, Mat_1.1.2_Elterninformation KIDS) statt. Hinzu kommt ein Termin mit der ganzen Familie (Mat_2.1.9_Familientermin). Später werden reine Elterngespräche vor allem bei Bedarf geführt. Der fortlaufende Informationsaustausch findet zu Beginn und am Ende der Stunde mit dem Kind statt. Es werden kurz der aktuelle Stand, Veränderungen gegenüber vorher, mögliche Hintergründe für Veränderungen und ein Bericht über die Hausaufgaben und über sichere oder vermutete Therapieeffekte erfragt (Mat_1.3.1_Wochenreport Eltern, Mat_1.3.2_Wochenreport Eltern Tabelle). Vor jeder neuen Phase werden mit den Eltern Ziele, Vorgehensweise und ihre Rolle in der Therapie besprochen.

In reinen Elterngesprächen berichten die Eltern über die Lebensfreude/Sprechfreude des Kindes, seine Schulsituation, aktuelle und bevorstehende wichtige Ereignisse oder Entwicklungsschritte des Kindes. Es wird nach Hinweisen auf die Therapiemotivation gefragt und auf Verunsicherungen und Fachfragen eingegangen, die Hausaufgabensituation reflektiert und ggf. ein bestimmter Therapieinhalt geübt, damit die Eltern sich bei den Hausaufgaben sicher fühlen.

Berichten die Eltern über die Symptomatik, müssen sie in der Regel lernen, nicht wertend, sondern beschreibend vorzugehen (Häufigkeit und Art der Kernsymptomatik sowie der Begleitsymptomatik, Qualität und Maß der Anstrengung). Das schafft eine versachlichende Distanz und erleichtert, mit den Gefühlen über das Stottern des Kindes zurechtzukommen.

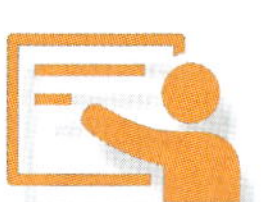

Elterngespräch

„Sie sagten gerade, das Stottern sei letzte Woche ganz schlimm gewesen. Helfen sie mir bitte. Waren die Symptome häufiger, länger oder angestrengter als sonst? Waren es diesmal mehr Blockierungen? Wie hat denn Ihr Kind darauf reagiert? Oder war es diesmal schwerer auszuhalten für Sie, auch wenn sich sonst nichts verändert hat?"

Wenn Eltern Fragen zum eigenen Verhalten stellen, kann man mit ihnen die Situation aus unterschiedlichen Perspektiven (des Kindes, der eigenen, ggf. Dritter) betrachten und so, ohne zu werten, Verständnis für das Verhalten der Beteiligten erreichen bzw. wenn nötig neue Verhaltensweisen erarbeiten. Es entlastet Eltern sehr, wenn man von Reaktionen anderer Eltern auf Stottern berichtet (Schuldgefühle, Ungeduld, Ärger, Sorgen, Unsicherheit, Erleichterung, Hoffnungen). Es entlastet auch, verheimlichte Reaktionen äußern zu dürfen wie etwa auf die Frage: „Was würden Sie am liebsten tun, wenn das erlaubt wäre?"

Weitere Beratung

Mat_1.1.1_Basisinformation Stottern
Mat_1.1.2_Elterninformation KIDS
Mat_1.3.1_Wochenreport Eltern
Mat_1.3.2_Wochenreport Eltern Tabelle
Mat_2.1.9_Familientermin

2.5 Bilanzgespräche und Vertragsrevision

Im Therapieverlauf werden Mandat, Ziel(e) und Vorgehensweise kontinuierlich weiterentwickelt, überprüft, angepasst und erneut bestätigt (Bilanzgespräche, Vertragsrevisionen, Mat_1.4.1_Fragebogen zur Stottertherapie). Als Metapher dient, dass ein Vertrag keine Bestellung eines Fertighauses, sondern der Prozess einer Baustelle mit Architekt, Bauunternehmer und Auftraggeber ist.

2.5.1 Regelmäßige Bilanzgespräche

Die Therapeutin spricht am Ende der Enttabuisierung (nach etwa 4-6 Wochen) und dann regelmäßig jeweils nach weiteren 4-6 Wochen die Eltern und das Kind darauf an, ob sich Zielsetzungen verändert haben. In solchen Gesprächen werden die Effekte der Therapie und die Therapiesituation im Detail besprochen.

Mögliche Fragestellungen sind:

- Wird das Ziel noch von allen gleich formuliert?
- Welche Verantwortlichkeiten ließen sich gut/schwer übernehmen?
- Welche Teilziele wurden in welchem Maße erreicht?
- Gibt es Probleme oder ist jemand unzufrieden? Womit?
- Welche Veränderungen müssen vorgenommen werden bzgl. der Zielsetzungen/der Vorgehensweise?
- Wie formuliert das Kind sein Ziel selbst?

- Ist ihm das Mandat noch klar?
- Kann es verdeutlichen, was es bisher gelernt hat (mit Hilfe des metaphorisch dargestellten Therapieverlaufs)?

Neue Vereinbarungen werden im schriftlichen Vertrag bzw. in der Visualisierung des Kindes festgehalten.

2.5.2 Bilanzgespräche bei auftretenden Problemen

Bei Problemen in der Therapie (z. B. Mitarbeit, Einhaltung von Terminen, Überanpassung, ursprünglicher Vertrag passt nicht mehr etc.) sind Bilanzgespräche erforderlich, um wieder eine gemeinsame Ausgangsbasis herzustellen. Einige dieser Probleme sind in Kapitel 2.6 genauer erläutert. In solchen Bilanzgesprächen können geheime Anliegen aufgedeckt und bearbeitet werden.

Ein geheimes Anliegen kann vorliegen, wenn die Therapiemotivation beim Kind nachlässt. Hier können Fragen zur Klärung beitragen (Mat_1.2.3_Fragen zur Motivation, Mat_1.4.1_Fragebogen zur Stottertherapie) und gemeinsame Überlegungen zu den nächsten Therapieschwerpunkten (Mat_1.4.2_Schwerpunktwahl zur Stottertherapie) die Motivation erhöhen. Ein geheimes Anliegen auf Seite der Eltern zeigt folgendes Beispiel:

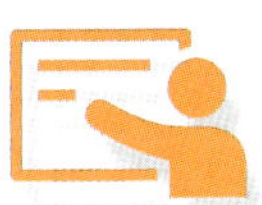

Geheime Anliegen

Ein Elternteil/Verwandter „behandelt" das Kind heimlich parallel mit einer eigenen Methode. Dahinter verbirgt sich ein geheimes Anliegen: Sich nicht vorwerfen müssen, eine anerkannte Therapie nicht in Anspruch genommen zu haben, ohne in sie zu vertrauen.
Ursachenforschung: Grund ist häufig ein begrenztes Vertrauen in den Therapieansatz, vor allem, wenn eine eigene Strategie im Umgang mit dem Stottern entwickelt und als erfolgreich bewertet wurde, aber auch (manchmal bei getrennt lebenden Eltern oder Großeltern) begründet im Vorwurf an die hauptverantwortliche Erziehungsberechtigte (Konkurrenz, wer besser für das Kind handelt).

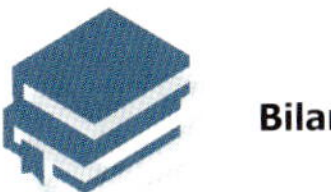

Bilanzgespräche

Mat_1.2.3_Fragen zur Motivation
Mat_1.4.1_Fragebogen zur Stottertherapie
Mat_1.4.2_Schwerpunktwahl zur Stottertherapie

2.5.3 Bilanzgespräche zum Therapieende

Häufig ist bereits im Verlauf der Desensibilisierung oder Identifikation eine starke Abnahme der Symptomatik zu beobachten. Kind, Eltern und/oder Therapeutin stellen sich möglicherweise die Frage, ob ein Therapieende eingeleitet werden sollte, indem zur Generalisierungsphase (im Sinne einer sich ausschleichenden Therapie) übergegangen wird (vgl. Kapitel 6). Generell sollten bei einem Gespräch über ein frühzeitiges Therapieende ausführlich die Argumente pro und contra mit Eltern und Kind besprochen und die Entscheidung sorgfältig abgewogen werden.

2.6 Troubleshooting

Im Folgenden werden Probleme und mögliche Hilfen für die Bereiche Information, Vertrag und Elternbeteiligung beschrieben.

Skepsis gegenüber dem Therapieansatz

Vereinbaren einer Probephase für die Dauer der Enttabuisierung mit einem anschließenden Bilanzgespräch, um zu prüfen, ob die Grundlage für diese Therapie ausreicht. Dabei Ansprache von Kritikpunkten, die bislang ggfs. ungeklärt blieben.

Stotterfreiheit/Heilung als Ziel

Information über realistische Ziele, da die Wahrscheinlichkeit einer Remission im Grundschulalter nur noch bei ca. 50 % liegt. Verständnis für den Wunsch nach Heilung zeigen. Verdeutlichen, dass dieser Wunsch immer wieder auftauchen wird und dass es Zeit braucht, damit zurechtzukommen. Aufzeigen, wie ein gutes Leben mit Stottern ausschauen kann (Beispiele) und welche Therapiemaßnahmen dorthin führen.

Andere Beispiele für die Notwendigkeit, sich mit einer Erkrankung zu arrangieren, aufzeigen (z. B. Asthma, Heuschnupfen, Neurodermitis, Diabetes).

Keine Möglichkeit/Bereitschaft für Hausaufgaben
Die Therapie ist dennoch möglich. Suche nach Alternativen (andere Bezugsperson, Hilfsmittel wie Smartphone). Beobachten, ob die Eltern die Arbeit und das Engagement des Kindes würdigen. Aufklärung der Eltern, dass Therapiefortschritte ohne Hausaufgaben langsamer und möglicherweise weniger umfänglich erfolgen.

Organisatorische Probleme (regelmäßige Termine)
Prüfung, ob zum gegenwärtigen Zeitpunkt eine Therapie überhaupt sinnvoll ist. Ggf. Therapiebeginn aufschieben, bis regelmäßige Termine möglich sind. Wenn möglich: Angebot von Teletherapie zwischen den Präsenzterminen.

Hohe Erwartungen nach bisher erfolglosen Therapien
Keine Bewertung der vorangegangenen Therapien, da man nicht weiß, ob die Eltern die Zusammenhänge richtig dargestellt haben. Deutlich machen, dass auch die neue Therapie keine Erfolgsgarantie hat und dass Eigeninitiative erforderlich ist. Vereinbarung, dass Kritik am neuen Therapieansatz sofort und konkret angesprochen wird, damit angemessen darauf reagiert werden kann und kein Frust entsteht.

Ungünstiger Umgang einiger Familienmitglieder mit Stottern
Aufklärung, wie wichtig umfassende Informationen über Stottern sind und dann vereinbaren, dass man weitere Aufklärung zu einem späteren Zeitpunkt einplanen wird. Dabei ist darauf zu achten, dass man sich nicht „einspannen" lässt, in einem innerfamiliären Konflikt eine bestimmte Seite zu unterstützen (Allparteilichkeit bewahren, die Sichtweise jeder Person nachvollziehen, auf Fachinformationen fokussieren).

Deutlich machen, dass es Situationen gibt, in denen das Leben eines Kindes auch durch eine Therapie nicht „schön" gemacht werden kann. Möglichkeiten suchen, wie das Kind/die Eltern das verarbeiten können.

Ein Elternteil stottert selbst
Dies ist ein Vorteil, weil es ein besonderes Verständnis für die Situation eines Stotternden gibt und weil das Kind nicht als einziger in der Familie stottert. Ein stotternder Elternteil ist außerdem ein Vorbild.

Eine Stottertherapie für das Elternteil ist für den Erfolg der Kindertherapie nicht erforderlich! Mögliche Schwierigkeiten und Befürchtungen sind ernst zu nehmen und dürfen nicht bagatellisiert aber auch nicht dramatisiert werden.

Furcht vor Kontrollverlust bei Anwendung des Pseudostotterns in Hausaufgaben seitens des stotternden Elternteils
Ausmaß der Befürchtung und Pro-Contra abwägen. Bei dem elterlichen Anspruch, trotz starker Befürchtung Pseudostottern einzusetzen, sollten gemeinsam Best- und Worst-Case-Szenarien und mögliche Interventionen durchgespielt werden. Gegebenenfalls alternative Person für das Pseudostottern suchen oder auf das Pseudostottern des stotternden Elternteils verzichten.

Starke emotionale Belastung durch Erinnerungen mit Bezug zu eigenem Stottern
Elterntermin ohne Kind zur Ermittlung, inwieweit Gefühle, Gedanken und Verhalten von der Sorge geprägt werden, dass das Kind dieselben belastenden Erfahrungen machen könnte, wie man selbst.

Angebot, die aktuelle Situation des Kindes aus einer anderen Perspektive zu betrachten, dabei Unterschiede der eigenen Kindheitserfahrungen zur aktuellen Situation des Kindes bewusst machen (Eltern engagieren sich, Schulsituation heute/damals, Therapieangebot heute/damals etc.)

Aufzeigen, woraus das Kind durch das Vorbild, Verständnis und Engagement des stotternden Elternteils Vorteile ziehen kann.

Fixierung des stotternden Elternteils auf die Symptomatik, Fehlinterpretation des Verhaltens des Kindes
Elterntermine mit Videoanalysen, ggf. Befragung des Kindes und des Elternteils: Gemeinsamkeiten und Unterschiede in der Symptomatik von Elternteil und Kind herausarbeiten

Ein Elternteil zeigt vereinzelt Symptome, gibt aber an, nicht zu stottern
Ignorieren, denn es geht um das Kind, nicht um das Elternteil! Wenn eine Reaktion aus irgendeinem Grund doch erforderlich werden sollte: Keine Diagnose "Stottern" stellen, sondern Symptom in einer Äußerung sofort ansprechen und nicht wertend beschreiben/imitieren. Wenn Eltern sich selbst nicht als Stotternde bezeichnen, kann das in der Beratung auch positiv genutzt werden (wenn kein vermeidendes Verhalten vorliegt), indem die Therapeutin aufzeigt, wie mit vereinzelten unbemerkten Stottersymptomen ein völlig unbeeinträchtigtes Leben möglich ist.

Skepsis gegenüber dem Therapieansatz
Skepsis positiv konnotieren (z. B. gegenüber dem Kind: "Ich verstehe, dass du erst mal wissen willst, worauf du dich hier einlässt. Wie gut, dass du das so genau prüfst!")

In Gesprächen klären: Welche Kritikpunkte sind bisher ungeklärt? Die meisten Kritikpunkte sind Inhalt der Enttabuisierung, ggf. weitere Kritikpunkte aufnehmen; Bilanzgespräch und Vertragsrevision nach der Enttabuisierung vereinbaren, um zu prüfen, ob die Grundlage für diese Therapie ausreicht. Zeit geben, sich zu entscheiden, nicht "über den Tisch ziehen", keine Versprechungen geben. Veränderungsneutralität bewahren, d. h. die Therapeutin bietet Wege zur Veränderung an, ist aber nicht verantwortlich für die Umsetzung. Fühlt sich die skeptische Person überredet, erhöht das den Druck auf die Therapeutin, Erfolge erzielen zu müssen. Verdeutlichen, *wer* die Entscheidung trifft, ggf. Bedenkzeit einräumen. Ggf. vorläufiger Vertrag für die Dauer der Enttabuisierung (ca. 5-7 Therapieeinheiten).

Kind kommt nur, weil seine Eltern das von ihm verlangen
Kernfrage an das Kind: „Was kannst du für dich aus dieser Therapie ziehen, auch wenn du zunächst nur kommst, weil deine Eltern das von dir verlangen?" Erziehungsstil und Menschenbild der Eltern in die Überlegungen einbeziehen.

Das Kind möchte keine Hausaufgaben machen
Die Gründe dafür herausfinden und entsprechend intervenieren. Bedeutung von Hausaufgaben für den Transfer verdeutlichen. Von Mal zu Mal Hausaufgabenverträge aushandeln, um herauszufinden, was möglich ist und zu welcher Art Hausaufgaben das Kind bereit ist.

Eltern reden über den Kopf des Kindes hinweg
Moderation: Die Bedeutung aller Beteiligten hervorheben. Das Kind ansprechen, ohne den Eltern einen Gesichtsverlust zuzufügen. Ggf. getrennte Gespräche (bei Eltern nachfragen, was sie „treibt": Sorge? Gab es ausreichend Zeit für Austausch? Ist es für sie ungewohnt, das Kind in Entscheidungen einzubeziehen?).

Einem der Gesprächsteilnehmer ist es unangenehm, offen über Stottern zu sprechen
Informationsvermittlung, dass man tatsächlich häufig hört, dass es schädlich sei für das Kind, wenn man in seiner Anwesenheit offen über das Stottern spricht, dass diese Ansicht aber überholt ist und im Gegenteil für das Kind erleichternd ist, wenn offen darüber gesprochen werden kann. Wenn auf diese Weise die Befangenheit nicht genommen werden kann, ist es sinnvoll, in einem Termin ohne das Kind die Zielsetzung zu klären, das Prinzip von KIDS, die Vorgehensweise bei Enttabuisierung und Desensibilisierung und den damit verbundenen möglichen Gewinn an Lebensqualität vorzustellen und – wenn der Auftrag erteilt worden

ist – konkret und kleinschrittig mit dem Gesprächsteilnehmer die nächsten Desensibilisierungsschritte zu planen.

Geheime Anliegen werden von den Eltern/ dem Kind gegenüber der Therapeutin nicht veröffentlicht

Konkrete Beobachtungen beschreiben, die zum Verdacht auf geheime Anliegen führen, ohne Wertung ansprechen. Durch Übernahme der Perspektive des Betroffenen Verständnis für das geheime Anliegen gewinnen. Daraus entstehende Widersprüche und Grenzen des Therapieansatzes aufzeigen und gemeinsam nach möglichen Lösungen suchen. Zielvorstellungen für ganz konkrete Situationen entwickeln. Am Ende steht ein modifizierter Vertrag, der den geheimen Anliegen Rechnung trägt. Geheime Anliegen werden oft nicht in den ersten Gesprächen zur Vertragsentwicklung erkannt und sind daher eher Thema von Bilanzgesprächen. Dennoch kann ihnen zu Beginn der Therapie vorgebeugt werden, indem die Zielformulierung des Vertrages ganz konkret auf ihre Folgen hin untersucht wird:

Therapeutin: „Dein Ziel lautet ja ‚Ich kann immer sagen, was ich will, auch in der Schule'. Was wären die positiven Folgen, wenn Du Dein Ziel erreichen würdest? Was wären Probleme, die daraus entstehen könnten?"

Kind: „Positiv wäre, dass ich wieder Spaß an der Schule hätte. Schwierig wäre, dass auffliegen würde, dass ich schon lange nicht mehr richtig gelernt habe. Dann würde ich einfach drangenommen wie die Anderen."

Eltern lehnen Elterntermine ab

Notwendigkeit und Minimalforderung (zu Therapiebeginn 2 Termine, danach bei Bedarf bzw. mindestens alle 3 Monate) vermitteln, ohne die eine Therapie nach KIDS nicht möglich ist. Ggf. andere Bezugsperson als Ansprechpartner finden

Getrennt lebende Eltern

Sicherstellen, dass beide Eltern den Ansatz akzeptieren, damit das Kind nicht in einen Loyalitätskonflikt mit dem Elternteil kommt, welcher die Therapie ablehnt.

Klären, wer Ansprechpartner ist und ob Informationen untereinander weitergegeben werden können.

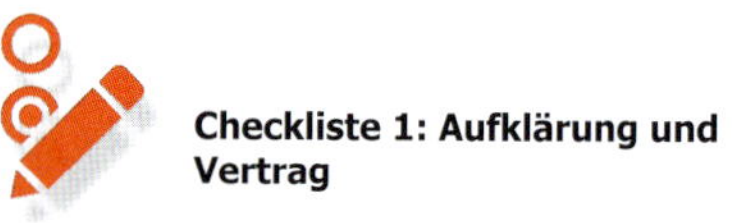

Mat_1.5_Checklisten

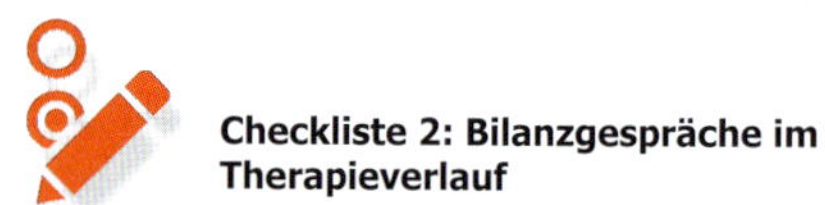

Mat_1.5_Checklisten

3 Desensibilisierung

Die Desensibilisierung ist sowohl eine Phase im Therapiekonzept KIDS als auch eine therapeutische Technik aus der Verhaltenstherapie, die auch in allen anderen Phasen immer wieder zur Anwendung kommt. Sie dient dazu, konditionierte Angstreaktionen im Zusammenhang mit dem Stottern abzubauen oder ihnen vorzubeugen. Konditionierte Angstreaktionen zeigen sich als relativ stereotype Gefühls-, Gedanken- und Verhaltensmuster. In der Desensibilisierung werden diese Muster abgebaut. Bei Grundschulkindern sind aufgrund der kürzeren Verstärkungsgeschichte weniger stabile Muster anzunehmen als bei Erwachsenen.

Gerade das konkrete Erleben in der Desensibilisierung ermöglicht es Kindern, Gedanken, Gefühle und Verhaltensweisen zu erkennen und daraus Ziele zu entwickeln. Desensibilisierung und Identifikation (Kapitel 4.4.4) sind daher eng miteinander verknüpft.

Lernprozesse der Desensibilisierung basieren auf wiederholten, konkreten Erfahrungen, angstbesetzte Situationen gemeistert zu haben und nicht einem alten Muster gefolgt zu sein. Es ist die Aufgabe der Therapeutin, solche Erfahrungen zu ermöglichen. Die Desensibilisierung ist hierarchisch aufgebaut. Im ersten Schritt ist oft noch keine sprachliche Aufgabe durch das Kind zu lösen, sondern es braucht „nur" dabei zu sein und die Therapeutin und die Gesprächspartner bei In-vivo-Aufgaben zu beobachten. Zu berücksichtigen ist, dass Kind und Eltern einen unterschiedlichen Desensibilisierungsgrad haben können.

Gerade bei stark vermeidenden Kindern können Pseudostottern und die Desensibilisierung zu einer Zunahme der Symptomatik führen, da die Kinder dann wagen, offener zu stottern, und auslösende Situationen nicht mehr vermeiden. Hierüber müssen die Eltern schon im Voraus informiert werden. Die Zunahme der Symptomatik kann als Zwischenschritt in Richtung „stärkeres Selbstbewusstsein" und als Voraussetzung für die Modifikation, in der sich die Symptomatik wieder reduziert, erklärt werden. Als Metapher lässt sich das Bild vom Eisberg nutzen: Gefährlich ist vor allem, was unter dem Wasser verborgen ist. Mit dem, was sichtbar und hörbar ist, kann man umgehen.

Die in die Desensibilisierungsphase eingebetteten Anteile aus der Identifikation der Symptomatik unterstützen zusätzlich die Desensibilisierung gegen die eigene Symptomatik. Da während der Desensibilisierung mehrere Inhalte parallel erarbeitet werden, dauert diese Phase relativ lang. Stundenumfänge können wegen des unterschiedlichen Lerntempos von Kindern nicht vorhergesagt werden.

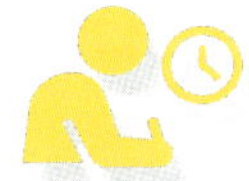

Bereiche

Bei der Planung der Desensibilisierung leitet die Frage: Welche Kontexte und welche Handlungen sind angstbesetzt, welche weniger oder nicht (letztere sind zur Verdeutlichung des Zielzustandes geeignet)? Folgende Bereiche können desensibilisiert werden:

1. Thematisieren von Stottern und damit verbundenen Gedanken und Gefühlen (Enttabuisierung)
2. Anwendung von Pseudostottern
3. Bestimmte Situationen, Anforderungen oder Sprech-

handlungen (z. B. Kontaktaufnahme, Gesprächseröffnung, Referat, sich melden)
4. Vom Stottern unabhängige Sprechängste
5. Offenes Stottern (Kernsymptomatik) ohne sprachliches Vermeideverhalten
6. Zeitverlust durch das Stottern und später durch die Sprechtechniken
7. Einsatz von Sprechtechniken
8. Anders sein als die Anderen

3.1 Einbezug von Elementen aus anderen Phasen

In die Phase der Desensibilisierung sind systematisch Elemente aus der Identifikation und häufig auch aus der Modifikation einbezogen. Bei Bedarf kann auch die Modifikation komplett vorgezogen werden, wenn es die emotionale Befindlichkeit des Kindes oder der kontinuierliche Kontrollverlust im Pseudostottern erforderlich machen. In der Checkliste zu diesem Kapitel finden sich Fragen, die durch den betreffenden klinischen Entscheidungsprozess leiten.

Generell sind verschiedene Gegebenheiten möglich, die einen Einbezug von Elementen aus anderen Phasen sinnvoll erscheinen lassen – hier werden exemplarisch die „Standardvorgehensweise“ und zwei Varianten davon vorgestellt:

Bei der Standardvorgehensweise (Abbildung 5) wird die artikulatorische Phonetik aus der Identifikation (vgl. Kapitel 4) schon früh genutzt, um fremde und eigene imitierte sowie echte Symptome zu analysieren. Parallel dazu wird als Bestandteil der Desensibilisierung das Pseudostottern erarbeitet und bei Beherrschung auf Satzebene um die Desensibilisierung gegenüber Situationsängsten und Ängsten vor Zuhörerreaktionen erweitert. Vielfach kann während der Desensibilisierungsphase auch bereits die Modifikation mit der Erarbeitung der Prolongation starten. Sobald diese Technik auf Satzebene zur Verfügung steht, sollte sie im Wechsel mit Pseudostottern desensibilisiert werden.

Bei ausgeprägtem sprachlichem Vermeideverhalten, das auch bei der Desensibilisierung gegen die Symptomatik stabil bleibt, wird ggf. schon früh das Vermeideverhalten identifiziert (Abbildung 6).

Bei ausgeprägtem Kontrollverlust im Pseudostottern schon unter niedrigen Anforderungen wird die Modifikation mit Prolongation

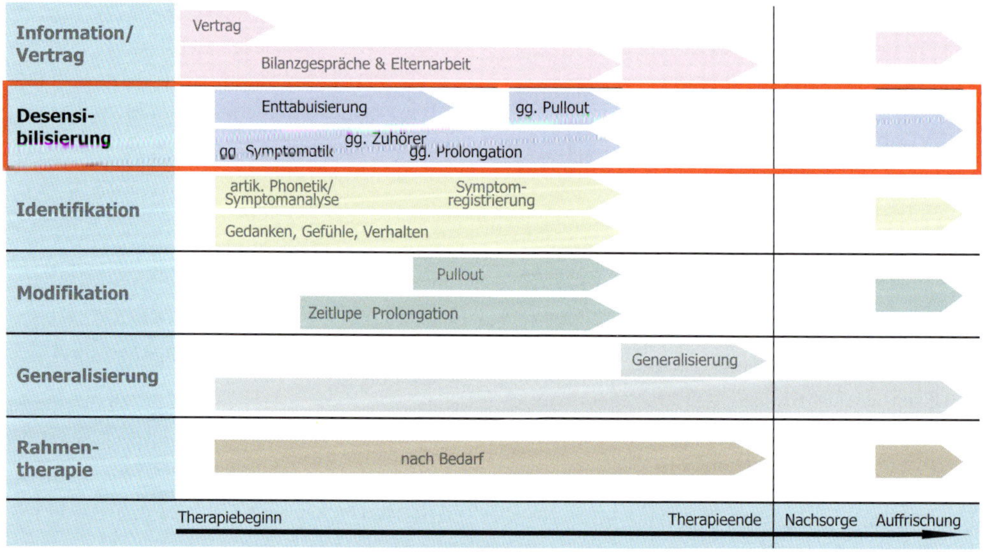

Abbildung 5: Standardvorgehen in der Desensibilisierung mit Einbezug von Elementen anderer Phasen

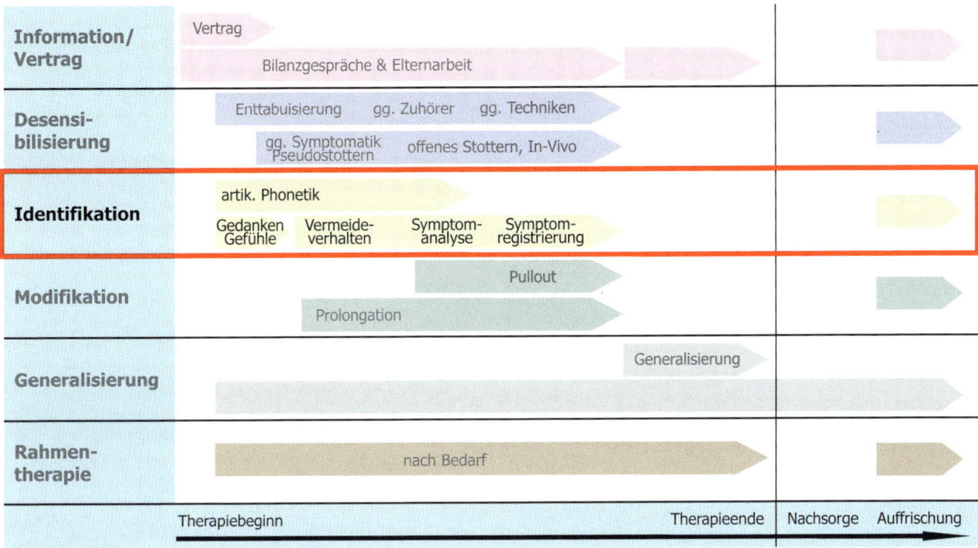

Abbildung 6: Variante der Desensibilisierung mit früher Identifikation gegen Vermeideverhalten bei starkem Vermeiden

und Pullout vor dem Pseudostottern erarbeitet. Unter Umständen muss sogar auf das Pseudostottern verzichtet werden. Wenn das Kind dadurch nicht zu sehr belastet wird, kann parallel die Desensibilisierung gegen Zuhörerreaktionen beginnen, allerdings mit unbearbeitetem Stottern und mit Sprechtechnik. Wenn nach der Erarbeitung von Sprechtechniken immer noch keine Kontrolle im Pseudostottern herstellbar ist, erfolgt die Desensibilisierung nur mit unbearbeitetem Sprechen, offenem Stottern und mit Sprechtechniken (Abbildung 7).

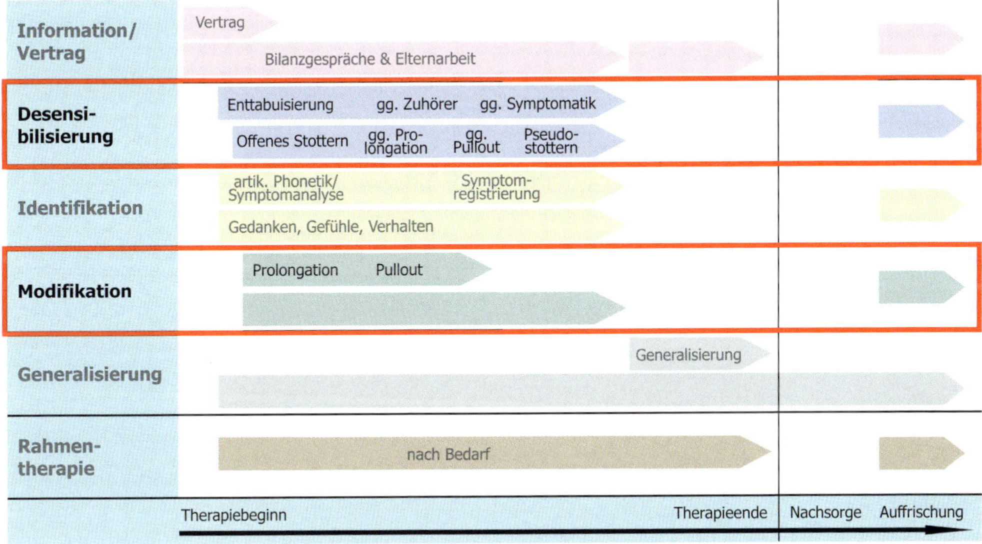

Abbildung 7: Variante der Desensibilisierung bei hohem Kontrollverlust im Pseudostottern und geringer Belastung oder kommunikativer Beeinträchtigung durch Stottern

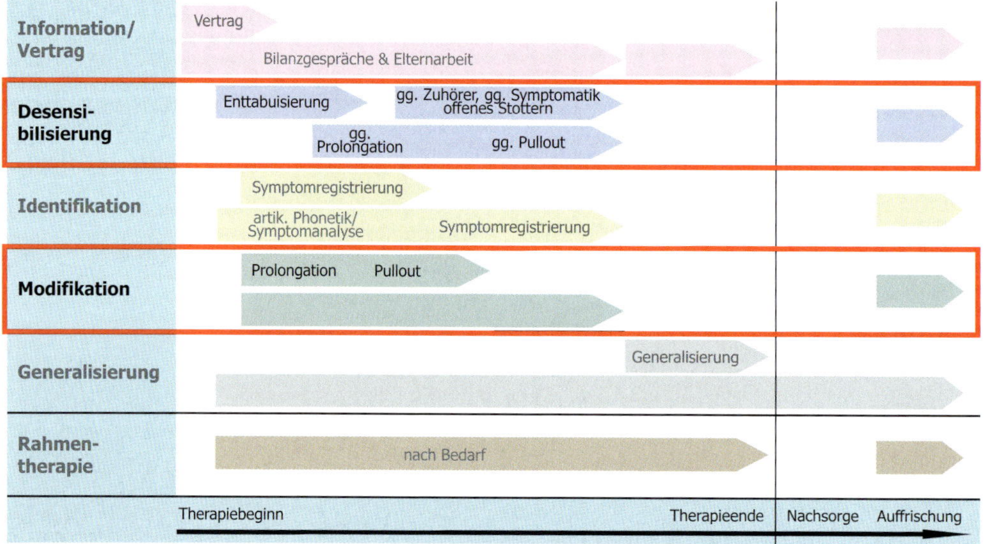

Abbildung 8: Variante der Desensibilisierung bei hohem Kontrollverlust im Pseudostottern und starker emotionaler Belastung oder kommunikativer Beeinträchtigung durch Stottern

Bei konsequentem Kontrollverlust im Pseudostottern schon unter niedrigen Anforderungen mit sehr starker kommunikativer Beeinträchtigung durch Stottern oder emotionaler Reaktion auf Stottern (Abbildung 8) ist zu überlegen, ob die Desensibilisierung noch später intensiviert wird, also erst wenn die Prolongationen und gegebenenfalls der Pullout zur Verfügung stehen. Dann würde dem Kind ein alternatives Verhalten zur Verfügung stehen, mit dem es deutlicher seine Selbstwirksamkeit erfahren kann. Es würde zuerst gegen die Sprechtechnik, dann gegen Zuhörerreaktionen und gegen die Symptomatik, jedoch mit offenem Stottern desensibilisiert.

3.2 Voraussetzungen

Es wurde ein Therapievertrag mit Kind und Eltern geschlossen. In der Informationsphase wurden Eltern und Kind über die Möglichkeit einer vorübergehenden Zunahme der Symptomatik informiert.

3.3 Ziele

1. Kind und Eltern reagieren neutral auf Stotterereignisse.
2. Das Kind kann sein Kernverhalten benennen, imitieren und beschreiben.
3. Das Vermeideverhalten ist deutlich reduziert.
4. Das Kind kann in den meisten Situationen gelassen pseudostottern.
5. Das Kind ist in der Lage, sein Stottern anzusprechen und andere darüber zu informieren.
6. Das Kind kann irritierte oder abwertende Zuhörerreaktionen angemessen reflektieren und meist adäquat reagieren.
7. Das Kind bleibt in Kommunikationssituationen deutlich häufiger handlungsfähig, da es das Gefühl und die Erwartung hat, auch mit Angst eine Sprechsituation bewältigen zu können.
8. Das Kind erlebt durch das Pseudostottern ein Kontrollgefühl über sein Stottern und Sprechen.

3.4 Vorgehensweise

Die übliche Abfolge der Desensibilisierungsphase beginnt mit der Enttabuisierung (Kapitel 3.4.1), in der Informationen zur Symptomatik, zur Verursachung und Neurophysiologie des Stotterns und zu Vorurteilen vermittelt werden und die Identifikation anhand der artikulatorischen Phonetik (Kapitel 4.4.1) begonnen wird. Pseudostottern (Kapitel 3.4.2) und die Desensibilisierung gegen Zuhörerreaktionen (Kapitel 3.4.3) folgen. Mit ein wenig zeitlicher Verzögerung können bei vielen Kindern schon die Vorbereitungen zum Erlernen der Sprechtechniken hinzukommen.

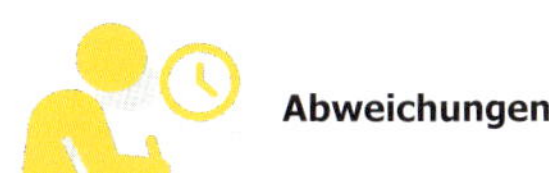

Abweichungen

Begründete individuelle Abweichungen sind möglich. Nach Abschluss der Informationseinheit muss der Beginn der Desensibilisierung auf später verschoben oder unterbrochen werden, wenn das Kind so stark stottert, dass es nicht in der Lage ist, bei niedriger linguistischer Komplexität und geringer emotionaler und situativer Belastung zu kommunizieren und Pseudostottern jedes Mal zum völligen Kontrollverlust führt. In diesem Fall geht es darum, dem Kind möglichst bald die Kontrolle über die Symptome zu vermitteln bzw. die Kommunikationsfähigkeit wiederherzustellen. Deshalb werden die Schritte artikulatorische Phonetik, Anwendung auf imitierte und auf echte Symptome, Erarbeitung der Prolongation und des Pullouts verdichtet und vorgezogen.

3.4.1 Enttabuisierung – Desensibilisierung gegen das Tabu Stottern

Bei der Erarbeitung des Vertrages haben das Kind und die Eltern nur einen kleinen Teil der Informationen bekommen, die sie brauchen, um das Stottern und die Stottertherapie nach Schul-KIDS zu verstehen. In der sich anschließenden Enttabuisierung (Tabelle 4) geht es darum, das Eigeninteresse des Kindes an der Therapie zu vergrößern, Ziele zu präzisieren, die Arbeitsweise vor allem der Identifikation und Desensibilisierung, Grundkenntnisse und Vokabular zu vermitteln und zu enttabuisieren, aber auch die Therapie in der gesamten Familie zu verankern. Die Eltern werden über die Desensibilisierung und eine mögliche Zunahme der Symptomatik, die dafür verantwortlichen Prozesse und das entsprechende therapeutische Vorgehen aufgeklärt (Mat_2.1.1 Elterninformation Desensibilisierung). In dieser Zeit

Tabelle 4: Mögliches Vorgehen zur Enttabuisierung

Dauer in TE	Inhalt	Vorgehen/Material
1-2	Definition von Stottern: Kontrollverlust Kern- und Begleitverhalten Nomenklatur	Anwendung des Zwiebelschalenmodells → Symptomarten besprechen Analyse fremdes, imitiertes und ggf. eigenes Stottern vom Video
½	Verursachung: Veranlagung, Neurophysiologie des Sprechens und des Stotterns Einführung der artikulatorischen Phonetik Sprechtechniken	Aufzeichnen der beim Sprechen beteiligten Organe und deren Steuerung durch das Gehirn Geschichte "Die kleinen Boten" Wirkungsweise von Prolongation und Pullout demonstrieren
1-2	Zuhörerreaktionen und Vorurteile	Kind beobachtet Therapeutin bei In-vivo-Umfrage (Telefon) Stotterquiz
1-2	Soziale Situation in der Schule	Stachelbild Überprüfung/Aktualisierung des Therapievertrags
½	Therapieaufbau	Einordnung in den Vertrag und Ableitung von Therapiezielen aus den bisherigen Informationen
1½	Familientermin	Vorbereitung des Familientermins und Durchführung
1	Bilanzgespräch	Überprüfung des Vertrags

lernt auch die Therapeutin eine Menge darüber, wie die Therapie mit dem Kind am besten zu gestalten ist: Braucht das Kind eher Handlung und weniger Reflektion/Gespräch, diskutiert es gerne, wie lange kann es sich auf eine Sache konzentrieren etc.

Die Enttabuisierung und Informationsvermittlung beschränken sich aber nicht nur auf den Beginn einer Therapie. Sie wird therapiebegleitend als Bestandteil der Desensibilisierung fortgeführt. Hierzu gehört, andere über Stottern zu informieren, z. B. bei einem Schulbesuch (Mat_2.1.10_Schulbesuch, Mat_6.14_Information Lehrerin), oder in Gesprächen Stottern anzukündigen.

Das Kind erfährt außerdem, dass auch Erwachsene noch stottern können und wird so noch einmal mit der möglichen Prognose konfrontiert. Wenn mit Videos fremder Stotternder gearbeitet wird, ist darauf zu achten, dass der/die Stotternde Modellcharakter hat. Sofern möglich wirkt auch der persönliche Kontakt zu anderen Stotternden enttabuisierend.

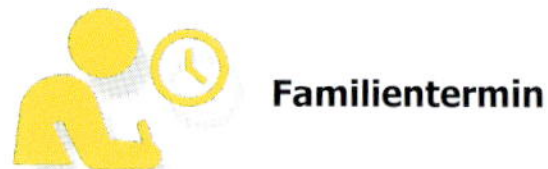

Familientermin

Da in der Informationseinheit auch ein Termin mit der ganzen Familie vorgesehen ist, ist es sinnvoll, schon zu Anfang hierfür einen Termin in 5-7 Wochen zu vereinbaren. Dort stellt das Kind das bisher Erarbeitete vor.

Die Enttabuisierung vermittelt Begründung und Verständnis für die Grundgedanken von KIDS „positiver Selbstwert mit Stottern", „erfolgreich kommunizieren und nicht vermeiden" und „Stottern modifizieren". Ihre verschiedenen Bereiche werden zu Beginn der Therapie wie folgt vermittelt (Tabelle 4) und im weiteren Therapieverlauf vertieft.

Während der Vertragsarbeit wurde dem Kind bereits die Definition von Stottern, der Kontrollverlust und das Kern- und Begleitverhalten mit der entsprechenden Nomenklatur vermittelt. Diese Arbeit wird anhand des Zwiebelschalenmodells (Mat_2.1.3_Zwiebelschalenmodell) fortgeführt, indem fremdes, imitiertes und bei Interesse auch eigenes Stottern an einer Videoaufnahme (Mat_3.2.1_Erstes Analysieren von Stottern) analysiert wird.

Der nächste Bereich thematisiert die genetische Verursachung (Veranlagung – bei Kindern von stotternden Eltern Vererbung) sowie die Neurophysiologie des Sprechens und des Stotterns, die beim Sprechen beteiligten Organe und deren Steuerung durch das Gehirn. Hier kann die Geschichte von den „kleinen Boten" genutzt werden (Mat_2.1.4_Information Ursache des Stotterns). Diese Einheit leitet die artikulatorische Phonetik ein und ist Verständnisgrundlage für das Eingreifen in Symptome mit Techniken.

Zur Darstellung der Sprechtechniken führt die Therapeutin eine visuelle Darstellung der Prolongation und des Pullouts ein (Mat_4.1.3_Information Kind Modifikation). Die Kinder lernen, das Bild mit seinen verschiedenen Phasen des Pullouts zu erklären und dadurch auf der Ebene der Kognition klar formulierte Teilziele auf dem Weg zur Veränderung und Kontrolle des Symptoms zu haben. Auf diese Abbildung kann im Verlauf der Therapie immer wieder zurückgegriffen werden.

Als nächstes wird die Vermutung der Therapeutin überprüft, dass viele Menschen zu wenig oder Falsches über das Stottern wissen. Hierzu befragt die Therapeutin (bei entsprechender Motivation auch das Kind) andere Menschen in der Wartezone, vor der Praxis oder andere Familienangehörige am Telefon (Mat_2.1.5_Vorurteile, Mat_2.1.7_Stotterquiz). Ggf. kann das Kind die Umfrage auch mit nach Hause nehmen und gemeinsam mit den Eltern andere Familienangehörige befragen. Die Fragen werden gemeinsam mit dem Kind erarbeitet. Im Anschluss werden angemessene und unangemessene Zuhörerreaktionen diskutiert, von welchen Vorurteilen sie wohl kommen und wie Zuhörer aufgeklärt werden könnten.

Die Schulsituation kann anhand des „Stachelbildes" (Sandrieser & Schneider, 2015, in Vorbereitung, Mat_2.1.6_Stachelbild) und der Formulierung von entsprechenden Zielsetzungen (vgl. Kapitel 2.3.2) analysiert werden. Mögliche Themen sind Rückzug oder Vermeidung, Belastung durch die Schule, Freunde, Informationsgrad der Lehrer über Stottern, Unterschiede zwischen Präsenz- und Distanzunterricht, mündliche Noten und akuter Handlungsbedarf in speziellen Themen. Beim Vorstellen der Vorgehensweise wird das hierarchische Prinzip der Desensibilisierung anhand einer Mutleiter vermittelt (Mat_2.1.8_Mutleiter).

Im Anschluss wird noch einmal die schriftliche oder bildliche Darstellung des Therapievertrags hervorgeholt und überprüft, ob die Ziele noch so stimmen, die Vorgehensweise klarer geworden ist und wie die Therapie beim Familientermin vermittelt werden kann.

Die Bedeutung des Familientermins ist nicht zu unterschätzen. Daher sollte nur in Ausnahmefällen auf ihn verzichtet werden. Durch ihn bekommt das stotternde Kind anders als bisher Anerkennung in Verbindung mit seinem Stottern, die wichtigsten Bezugspersonen werden über die Therapie informiert und die Therapeutin lernt sie kennen. Dadurch, dass das Kind die Inhalte mit den Teilnehmern erarbeitet, werden die Inhalte kognitiv verankert und enttabuisiert (Mat_2.1.9_Familientermin). Eine für Angehörige erhellende Übung ist das Anstoßexperiment (Mat_2.1.2_Anstoßexperiment), bei dem sie den Kontrollverlust des Kindes beim Stottern nachempfinden können.

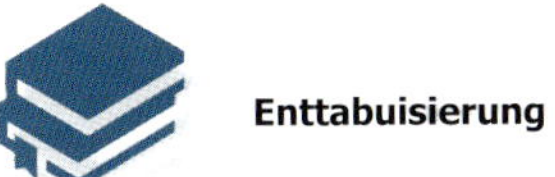

Enttabuisierung

Mat_2.1.1_Elterninformation Desensibilisierung
Mat_2.1.2_Anstoßexperiment
Mat_2.1.3_Zwiebelschalenmodell
Mat_2.1.4_Information Ursache des Stotterns
Mat_2.1.5_Vorurteile
Mat_2.1.6_Stachelbild
Mat_2.1.7_Stotterquiz
Mat_2.1.8_Mutleiter
Mat_2.1.9_Familientermin
Mat_2.1.10_Schulbesuch
Mat_3.2.1_Erstes Analysieren von Stottern
Mat_4.1.3_Information Kind Modifikation
Mat_6.14_Information Lehrerin

3.4.2 Desensibilisierung gegen die Symptomatik

Wie bereits dargestellt, wird sowohl gegen die Symptomatik selbst als auch gegen die Angst vor Zuhörerreaktionen und andere innere Symptome desensibilisiert. Aus Tabelle 5 wird ersichtlich, dass zunächst gegen die Symptomatik anhand von Pseudostottern desensibilisiert wird. Sobald dieses in kleinen Interaktionssequenzen auf Satzebene eingesetzt werden kann, kommt auch die In-vivo-Desensibilisie-

Tabelle 5: Abfolge der Desensibilisierung (3.4.2 und 3.4.3)

Dauer in TE	Inhalt	Vorgehen
1	Einführung von Pseudostottern	• Aufklärung der Eltern • Aufklärung des Kindes (Wasserscheu-Metapher, Kleine Boten) • erster Versuch mit Pseudostottern
variabel*	Training des Pseudostotterns	• Therapeutin als Modell • Erarbeitung von guter Qualität und Selbstbeurteilung mit Fehleranalyse • Variation der Dauer • ggfs. Diskriminierungsübungen • Übung mit zunehmend linguistischer Komplexität und situativ-emotionalen Anforderungen
variabel	Desensibilisierung gegen Zuhörerreaktionen	• Einführung, sobald Pseudostottern auf Satzebene beherrscht wird (Mat_2.3.1_Wegemodell, Mat_2.1.8_Mutleiter) in kurzen Dialogen • In-vivo-Training mit spontanem Sprechen, Pseudostottern und offenem Stottern

* Die Stundenzahl richtet sich nach dem Lerntempo des Kindes.

rung gegen Zuhörerreaktionen hinzu.

Zunächst werden die Eltern über die Wirkungsweise des Pseudostotterns, eine mögliche Zunahme der Symptomatik und darüber, wie damit umgegangen wird, informiert (Mat_2.2.2_Elterninformation Pseudostottern).

In der Einführung des Pseudostotterns (Mat_2.2.1_Einführung Pseudostottern) kann dem Kind zum Beispiel anhand der bereits bekannten Geschichte von den „kleinen Boten" und der „Wasserscheu-Metapher" (Mat_2.2.3_Kleine Boten Pseudostottern, Mat_2.2.4_Wasserscheu-Metapher) der sprechmotorische und desensibilisierende Effekt des Pseudostotterns erläutert werden. Je nach Kind können Begriffe wie „Froschwörter", „Extrastottern" oder „Pseudostottern" verwendet werden oder man überlegt sich eine Bezeichnung zusammen mit dem Kind, wie z. B. „Springer".

Alle Übungen sollen im Sinne der Gegenkonditionierung Spaß machen. Geeignet sind Ratespiele, in denen ein Wort so lange gestottert wird, bis das Gegenüber den Begriff erraten hat („Welches Tier ist das? Mamamama..."). Eine weitere Möglichkeit ist, dass das Kind über die Therapeutin bestimmen darf, wann und wie lange sie stottern soll (Mat_0.1_Sprechanlässe – Vorüberlegungen). Spaß macht auch, wenn das Kind der Therapeutin, deren Augen verbunden sind, Anweisungen gibt, welchen Weg sie durch den Raum/durch die Praxis gehen soll. Dabei reagiert die Therapeutin nur, wenn ein Pseudostottern im Satz vorkam. In der Reflexion wird untersucht, ob das Pseudostottern locker war und ob echte Stottersymptome aufgetreten sind (siehe Kapitel 3.5).

Übungsaufbau

Orientierung zur Steigerung der Schwierigkeit bietet folgender hierarchischer Übungsaufbau:

1. Die Therapeutin stottert absichtlich.
2. Das Kind darf über das Pseudostottern der Therapeutin bestimmen.
3. Das Kind stottert absichtlich.
4. Die Therapeutin darf über das Pseudostottern des Kindes bestimmen.

Neben den expliziten Übungen zum Pseudostottern zeigt die Therapeutin immer wieder lockeres Pseudostottern (antithetisches Verhalten) in allen Gesprächsanteilen und kündigt das vorher mit der Begründung an, dass man das lockere Stottern auch vom Zuhören lernen kann und sich auf diese Weise daran gewöhnt. Außerdem teilt sie mit, dass sie bei sich und beim Kind auf lockere Symptome hinweisen wird. Auf diese Weise vermittelt sie, dass schon jetzt Symptome bestehen, die dem Ziel nahe sind.

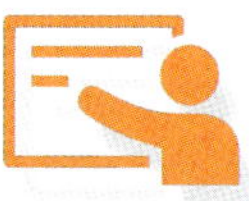

Kommentare zu Pseudostottern

„Meine lockere Wiederholung fühlte sich gerade viel besser an als angestrengtes Stottern."

„Da war gerade ein ganz schönes, lockeres Stottern! War das Absicht oder kam das von allein?"

„Wie weich gerade diese Dehnung war!"

„Wir üben hier das absichtliche Stottern, weil dann das echte Stottern leichter rauskommt und weniger anstrengend ist. Darum werde ich es jetzt schon immer wieder mal machen, und später wirst du das auch können."

Wenn unterschiedliche Symptomarten in der Spontansprache vorkommen, werden Diskriminierungsaufgaben durchgeführt – das Kind soll die unterschiedlichen Pseudosymptomarten der Therapeutin den entsprechenden Symbolen zuordnen, es bestimmt, welche Symptomart die Therapeutin machen soll oder zeigt selbst unterschiedliche Symptomarten und die Therapeutin ordnet sie den Symbolen zu (Mat_2.2.5_Visualisierung Pseudostottern).

Zusätzlich werden die verschiedenen Symptomarten hinsichtlich ihrer Dauer variiert, um gegen den Zeitverlust durch das Symptom zu desensibilisieren. So kann etwa die Anzahl der Iterationen erwürfelt werden oder die Dauer von Dehnungen oder Blockierungen mit einer Stoppuhr, einer Aufziehmaus oder einem Handzeichen etc. vorgegeben werden.

Bevor das Pseudostottern auf Wortebene intensiver geübt wird, stellt eine Fehleranalyse sicher, dass das Pseudostottern von guter Qualität ist und dass im folgenden Training und den Hausaufgaben keine falschen Muster eingeübt werden. Das Kind lernt, am günstigsten gemeinsam mit den Eltern, selbst die Qualität des Pseudostotterns einzuschätzen und sich selbst zu korrigieren (Mat_2.2.7_Hausaufgaben Pseudostottern). Dabei werden zunächst von der Therapeutin bewusst gemachte Fehler vom Kind identifiziert und korrigiert. Im nächsten Schritt zeigt das Kind absichtliche Fehler, die die Therapeutin erwischen soll. Dann identifiziert es Fehler bei sich selbst und korrigiert sie. Als Ergebnis stehen individuell relevante Kriterien für die Beurteilung von Pseudostottern (möglichst in Form von Bildsymbolen) für die nachfolgende Trainingsphase zur Verfügung (Mat_2.2.6_Fehleranalyse Pseudostottern).

Sobald das Kind Pseudostottern auf Wortebene sicher beherrscht, beginnt die Steigerung der linguistischen und situativen Komplexität (siehe Planung). Dabei kann bei Bedarf phasenweise nur die linguistische Anforderung erhöht werden, während die situative Herausforderung gleich bleibt und umgekehrt. Es geht darum, dass das Kind die Übungen immer erfolgreich abschließen kann und sich nicht überfordert fühlt.

Die Reflexion der Qualität geschieht in Übungen anfangs direkt nach jedem Pseudostottern mit anschließender Korrektur. Sobald die Einschätzung sicher und die Qualität überwiegend gut ist, werden zunehmend längere Sequenzen beurteilt. Beim Training beobachtet die Therapeutin die Qualität des Pseudostotterns genau und setzt bei Bedarf eine Fehleranalyse ein. Wird das Pseudostottern zu einem echten Symptom, ist das kein Fehler, sondern eine willkommene Gelegenheit, dieses nach den Methoden der Identifikation zu analysieren.

Ob und wann Eltern einbezogen werden können, muss sorgfältig mit Eltern und Kind abgesprochen werden. Hier kommt es darauf an, den Eltern einen positiven, motivierenden Umgang mit Fehlern zu vermitteln.

Im Verlauf der Erarbeitung und Ausweitung des Pseudostotterns ist bei vielen Kindern zu erwarten, dass Blockierungen und Dehnungen seltener auftreten und sich die Begleitsymptomatik spontan reduziert. Die Kinder erleben ein zunehmendes Gefühl der Kontrolle über ihr Sprechen, können dieses bewusst steuern und ihre Aufmerksamkeit abwechselnd auf die inhaltliche Planung und Sprechsteuerung lenken.

Art des Pseudostotterns

Das Pseudostottern in KIDS ist ein absichtliches, dem Stottern ähnliches Sprechen in Form von Teilwortwiederholungen oder (sehr selten eingesetzt) Dehnungen.

Pseudostottern von Teilwortwiederholungen (Sandrieser & Schneider, 2015, in Vorbereitung)
Wiederholung von Silben einschließlich dem Vokal, jedoch ohne Coda (Fu-fu-fu-funken, A-a-a-apfel, A-a-a-Auto oder Au-au-au-auto) in natürlichem Sprechtempo mit etwa 3 Iterationen wobei der Vokal weich ausschwingt. Pseudo-Teilwortwiederholungen sind besonders leicht zu realisieren (geringes Risiko, Anspannung zu entwickeln, kontinuierliche Artikulation und Phonation, jeder Laut bzw. jede Silbe kann wiederholt werden). Die Dauer kann leicht über die Anzahl der Iterationen variiert werden.

Pseudostottern von Dehnungen
Da nicht alle Laute dehnbar sind, werden nur dehnbare Laute zu Pseudodehnungen. Es ist daher zulässig, auch den Vokal einer Silbe zu dehnen, vor allem, wenn initial ein Plosiv steht (Mmmmilch aber auch Miiiiilch, Buuuuuutter, Aaaaauto oder Auuuuuto. Der Laut /h/wird nie gedehnt, sondern immer der nachfolgende Vokal (Huuuuund), damit kein Atemvorschub angebahnt wird. Pseudo-Dehnungen bergen ein größeres Risiko, Anspannung zu entwickeln und sind aus oben genannten phonetischen Gründen schwer einzusetzen. Daher werden sie nur erarbeitet, wenn ein Kind häufig Dehnungen zeigt und es darum geht, Kontrolle darüber zu entwickeln. Die Dauer wird über die Länge der Dehnung variiert.

Pseudostottern von Blockierungen
Es erfolgen stumme Phonations- oder Artikulationsstopps ohne jegliche Anspannung oder Mitbewegung. Wird nur der Anlaut blockiert, behält man die Artikulationsstellung bei, bis weitergesprochen wird (stumme Pseudoblockierung, z. B. F....fisch, K....kuchen, A....apfel). Zwischen Pseudoblockierungen am Anlaut und einer stummen Pause hört man meist keinen Unterschied. Es kann jedoch bei der Pseudoblockierung der Anlaut leicht hörbar sein (K....klavier, Glottisgeräusch ....osten).
Wird am Nukleus (Silbenkern) blockiert, beginnt man nach dem Ende der Pseudoblockierung die Silbe neu (Ma...... maus, I.....igel, A....auto oder Au......auto).
Pseudoblockierungen bergen das Risiko, Anspannung zu entwickeln. Daher werden sie nur erarbeitet, wenn ein Kind häufig Blockierungen zeigt und es darum geht, Kontrolle darüber zu entwickeln. Die Dauer wird durch den Zeitraum reguliert, den die Artikulationsstellung beibehalten wird.

KIDS grenzt vom Pseudostottern das imitierte, absichtliche Stottern ab, das versucht, dem tatsächlichen Stottern möglichst nahe zu kommen. Hier enden die Vokale abrupt (Pu. pu.pu.puppe), es gibt auch Dehnungen und Blockierungen, ggf. mit Anspannung und Begleitverhalten. Während das imitierte Stottern in KIDS dazu verwendet wird, Symptome genauer zu analysieren (siehe Identifikation) wirkt das lockere Pseudostottern vielfach verflüssigend.

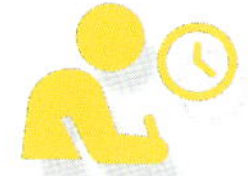

Auswahl Art Pseudostottern

Mit jedem Kind wird zunächst das Pseudostottern in Form von lockeren Teilwortwiederholungen erarbeitet. In der Folge wird beobachtet, wie gut das vom Kind akzeptiert wird, ob es damit sprechmotorisch zurechtkommt und ob sich Auswirkungen auf die Symptomatik in der Spontansprache zeigen.

Unter den folgenden Bedingungen wird ausschließlich mit Pseudo-Teilwortwiederholungen gearbeitet:

- Das Kind erlernt Pseudo-Teilwortwiederholungen und akzeptiert diese als Mittel der Desensibilisierung.
- Die Symptomatik ändert sich durch das Pseudostottern in der Spontansprache (z. B. häufiger, lockerer).
- Eigene Blockierungen und Dehnungen werden zunächst in den Übungen, später möglicherweise auch in der Spontansprache unabhängig von einer Zunahme der Symptomhäufigkeit lockerer oder weniger.

Nur in seltenen Fällen liegen Bedingungen vor, die eine Weiterarbeit mit Pseudo-Dehnungen oder direkt mit Prolongationen erfordern:

- Das Kind zeigt Blockierungen oder Dehnungen in der Spontansprache und lehnt zu Recht Teilwortwiederholungen ab, weil es sie nicht mit seinem Stottern in Verbindung bringen kann. Eine desensibilisierende Wirkung besteht in diesem Fall kaum. Daher wird das Pseudostottern mit Dehnungen erarbeitet und bei positiven Auswirkungen weiter damit desensibilisiert. Mögliche Effekte sind eine vorübergehende Zunahme von Häufigkeit und Begleitverhalten, da das Kind mit Pseudo-Dehnungen selbstsicherer auftritt. Danach werden die Dehnungen lockerer, kürzer oder seltener. Da Pseudostottern in Form von Dehnungen die phonetische Herausforderung mit sich bringt, dehnbare Laute zu erkennen, kann angeboten werden, bei Unsicherheit immer den Vokal zu dehnen.
- Teilwortwiederholungen triggern schon auf einer linguistisch einfacheren Ebene systematisch echte Symptome. Dann wird nicht auf dem Pseudostottern beharrt, sondern die Prolongation erarbeitet.

Unabhängig davon, ob das Pseudostottern in Form von Wiederholungen oder Dehnungen gewählt wurde, schließt sich die Erarbeitung der Prolongation an.

Steigerung linguistische und situative Komplexität

Beim Training des Pseudostotterns werden zwei Parameter hierarchisch gesteigert: Die linguistische Komplexität und die situativ-emotionale Herausforderung.

In Bezug auf die linguistischen Anforderungen wird das Pseudostottern in zunehmend komplexen Übungen (Wortebene, Satzmuster, kurze freie Äußerungen, kleine Monologe, Dialoge, längere Monologe) trainiert (Mat_0_Übergreifendes Material). Hier eignen sich auch gut die Übungen aus der IMS für Kinder (Kuckenberg & Zückner, 2024). Bei allen Übungen wird die Qualität des Pseudostotterns rückgemeldet und bei Bedarf die Fehleranalyse mit Selbstkorrektur (Mat_2.2.6_Fehleranalyse Pseudostottern) durchgeführt. Hierbei sind Erinnerungshilfen nötig, da die immer komplexeren Inhalte bei zunehmend langen Redeanteilen die Konzentration auf das Pseudostottern erschweren.

Für die Steigerung der situativen Anforderungen sollte der Raum schon zu Beginn immer wieder verlassen werden, damit sich nicht die Idee einschleift, dass all das Gelernte nur im Therapieraum gilt. Dabei müssen die Aufgaben anfangs noch nicht andere Personen einbeziehen. Alle Übungen zum Pseudostottern können auch in der Wartezone, vor der Praxis oder im Grüngelände stattfinden. Dabei zeigt sich die Ablenkbarkeit des Kindes durch andere Eindrücke. Gleichzeitig besteht immer die Möglichkeit, dass jemand hören könnte, wie geübt wird, was wiederum desensibilisierend wirkt. Die situativ-emotionalen Anforderungen können in Form von Aufregung im Spiel (Wettbewerb), Zeitdruck, einem sehr persönlichen Thema oder der Argumentation in einem Streitgespräch gesteigert werden (Mat_0_Übergreifendes Material). Auch die hierarchisch aufgebaute Desensibilisierung gegen befürchtete Zuhörerreaktionen anhand von Pseudostottern ist eine Steigerung der emotional-situativen Anforderungen. In jedem Fall geht es darum, auch unter erschwerten Bedingungen noch an das Pseudostottern zu denken, weshalb Erinnerungshilfen eingesetzt und nach und nach wieder ausgeblendet werden. Das Pseudostottern ist wirklich gut erarbeitet, wenn das Kind in der Lage ist, in vivo bei einem komplexen Sachverhalt mit langen Redeanteilen, mehreren Sprecherwechseln und emotionaler Beteiligung an das Pseudostottern zu denken. Dies ist allerdings nicht für jedes Kind realistisch. Entscheidender als der perfekte Einsatz des Pseudostotterns ist die Desensibilisierung gegen die Symptomatik und gegen Ängste vor Zuhörerreaktionen.

Pseudostottern

Mat_0_Übergreifendes Material
Mat_0.1_Sprechanlässe – Vorüberlegungen
Mat_2.1.8_Mutleiter
Mat_2.2.1_Einführung Pseudostottern
Mat_2.2.2_Elterninformation Pseudostottern
Mat_2.2.3_Kleine Boten Pseudostottern
Mat_2.2.4_Wasserscheu-Metapher
Mat_2.2.5_Visualisierung Pseudostottern
Mat_2.2.6_Fehleranalyse Pseudostottern
Mat_2.2.7_Hausaufgaben Pseudostottern
Mat_2.3.1_Wegemodell

3.4.3 Desensibilisierung gegen Zuhörerreaktionen

Die Desensibilisierung gegen Zuhörerreaktionen zielt darauf ab, im Alltag auf das Sprechen und Stottern bezogene Ängste und Vermeideverhalten abzubauen sowie in Gesprächen zunehmend selbstsicher offenes Stottern zu zeigen und sich selbst dabei wertzuschätzen. Offenes Stottern bezeichnet dabei hörbare Kernsymptome, die nicht durch sprachliches oder situatives Vermeideverhalten, Aufschub oder Starter kaschiert wurden.

Sobald das Kind in der Lage ist, in Rollenspielen kurze Sätze mit Pseudostottern zu äußern, kann mit der In-vivo-Desensibilisierung gegen Zuhörerreaktionen begonnen werden. Während dieser Phase wird möglicherweise auch schon die Prolongation erarbeitet. Sobald diese technisch sicher zur Verfügung steht, werden Pseudostottern und Prolongation gemeinsam desensibilisiert.

Lernerfolge

Lernerfolge in der Desensibilisierung beruhen im Wesentlichen auf Erfahrungslernen. Dies setzt voraus, dass das Kind in der In-vivo-Arbeit möglichst oft seine Selbstwirksamkeit erlebt. Es erfährt, dass Handeln möglich ist, auch wenn noch Angst da ist, dass man sich nicht von ihr überwältigen lassen muss, sondern das Zutrauen entwickeln kann, die Situation meistern zu können. Daher ist die Aufgabe der Therapeutin, dem Kind so oft wie möglich positive Erfahrungen in der Therapie zu ermöglichen. Dabei bedeuten positive Erfahrungen nicht ausschließlich, dass das Kind alle Situationen gut bewältigt hat oder bei In-vivo-Übungen alle Gesprächspartner gut kooperiert haben, sondern dass das Kind auch in der Lage war, in tatsächlichen oder fiktiven unerwarteten oder unangenehmen Situationen Handlungsmöglichkeiten zu finden. Hier wird also neben der Desensibilisierung auch Problemlöseverhalten, soziale Kompetenz (vgl. Kapitel 7) und Reflexionsfähigkeit auf einer Metaebene geübt, idealerweise in liebevoll-humorvoller Distanz zu sich selbst.

Die Planung der Desensibilisierung beruht auf den Erkenntnissen aus der Diagnostik, aus der kontinuierlichen Verhaltensbeobachtung, der gemeinsamen Identifikation von Gedanken, Gefühlen und Verhaltensweisen und einer regelmäßigen Befragung am Beginn der Stunde zum aktuellen Stand außerhalb der Therapie. Ganz wesentlich ist aber auch die Einbeziehung der Ansichten des Kindes in die Planung im Sinne einer kontinuierlichen Vertragsarbeit. Generell umfasst die Desensibilisierung gegen Zuhörerreaktionen das Pseudostottern, das offene Stottern und die Prolongation (sobald sie sicher beherrscht wird).

Therapeutische Haltung

Die Desensibilisierung erfolgt in einer zuversichtlichen Grundhaltung. Ermutigen, liebevoll herausfordern, Humor, Interesse, Unterscheidung von ernsthafter Überforderung des Kindes und seinem Versuch, den Weg des geringsten Widerstands zu gehen, Zielstrebigkeit und Verhandlungsbereitschaft sind Merkmale des Therapeutenverhaltens.
Die Desensibilisierung erfordert eine flexible, im Ansatz spielerische Herangehensweise, und keine verbissene Zielstrebigkeit, die das Kind in die Enge treiben würde. Häufig ist der Weg in der Desensibilisierung vergleichbar mit dem Schmetterling, der auch mit einigen Umwegen zur Blüte findet.

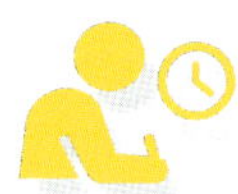

Systematische Desensibilisierung

Die systematische Desensibilisierung beruht auf dem Prinzip, dass wiederholt Situationen aufgesucht werden, die gerade nur so viel Angst auslösen, dass sie gut bewältigt werden können. Dabei nimmt die Angst für diese Art der Situationen ab, so dass in kleinen Schritten die Situationen anspruchsvoller werden können. Eine konkrete, aus Sicht der Therapeutin realistische und positiv formulierte Zielvorstellung ist ausschlaggebend für die Motivation. Auf diese Zielvorstellung hin werden Teilschritte geplant, um das Prinzip der sukzessiven Annäherung und somit die Zuversicht in die Machbarkeit des Vorhabens zu vermitteln. Die Planung am „grünen Tisch" ist eher als Orientierungshilfe gedacht. Welche Situationen tatsächlich geübt werden, wird kleinschrittig anhand des laufenden Prozesses und der Berichte über die Erfahrungen im Lauf der vergangenen Woche konkretisiert.

Um dem Kind zu vermitteln, welche Freiheitsgrade es durch den Abbau von Vermeidungsverhalten und Ängsten gewinnt, kann das Wegemodell (Mat_2.3.1_Wegemodell, Sandrieser & Schneider, 2015, in Vorbereitung) herangezogen werden. Im Sinne der Identifikation von Gedanken, Gefühlen und Verhaltensweisen reflektiert das Kind verschiedene Möglichkeiten, mit dem Stottern umzugehen, wofür auf die „Stotterzwiebel“ (Mat_2.1.3_Zwiebelschalenmodell) aus der Enttabuisierung zurückgegriffen werden kann. Es wägt die Vor- und Nachteile seiner eigenen Verhaltensweisen ab und vergleicht das offene Stottern mit seinem Begleitverhalten, den verschiedenen Formen des Vermeideverhaltens und der Verwendung von Prolongation und Pullout. Daraus wird eine Zielformulierung entwickelt. Die Ängste werden nicht als Schwäche dargestellt, sondern als verständliche Reaktion auf tatsächliche oder befürchtete Erfahrungen. Auch das Vermeiden wird nicht negativ bewertet, sondern als eine hilfreiche Möglichkeit akzeptiert. Dabei wird auf den Mechanismus hingewiesen, dass das Vermeiden kurzfristig durch das Ausbleiben von Stottern belohnt und so stabilisiert wird, dass aber langfristig die Angst steigt, es doch einmal nicht vermeiden zu können. Dem gegenüber stehen Alternativen, die mehr Freiheit ermöglichen und die erlernt werden können. Auch das Eisbergmodell (Mat_2.3.2_Eisberg) kann genutzt werden, um dem Kind zu verdeutlichen, dass die verdeckten Anteile von Stottern wie Vermeideverhalten und Angst viel größer sein können, als das sichtbare und hörbare Stottern, dass man aber nur daran arbeiten kann, wenn die verborgenen Anteile sichtbar sind.

Nun geht man mit dem Kind auf die Suche nach einem oder zwei Desensibilisierungserfolgen, die es (ggf. auch in ganz anderen Bereichen) bereits ohne Therapie erreicht hat, und zeigt anhand des Pseudostotterns und des Thematisierens des Stotterns in der Familie den durch die Therapie bereits erreichten Desensibilisierungseffekt. Eine ergänzende Möglichkeit, vor allem bei eher ängstlichen Kindern, ist – ggf. nach der Einführung mit einer Metapher wie „der Mutbaum wird gegossen“ (Mat_2.3.4_Mutbaum-Löwenherde) – ein Mut-Tagebuch (Mat_6.4_Mut-Tagebuch), in das vom Kind, ggf. mit Unterstützung eines Elternteils, kontinuierlich jedes mutig bewältigte Ereignis eingetragen wird.

Für die weitere Desensibilisierung anhand einer Hierarchie eignet sich die Metapher „Mutleiter“, (Mat_2.1.8_Mutleiter) deren unterste Sprosse keinen Mut, die höchste Sprosse den meisten Mut fordert. Es werden Sprechsituationen gesammelt, die hierarchisiert den verschiedenen Sprossen zugeordnet werden. Die Abstände der Sprossen können unterschiedlich groß sein, je nachdem, wie ausgeprägt sich die Angst in zwei Situation voneinander unterscheidet. Dabei wird das Zielverhalten positiv, überprüfbar, einfach und konkret formuliert. Die Erstellung der „Mutleiter“ entspricht einem Vertrag über die Desensibilisierung.

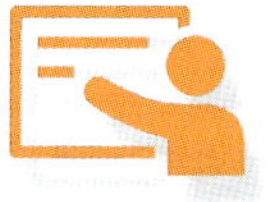

„Mit dir alleine (der Therapeutin) sprechen.“

„In der Wartezone mit Mama pseudostottern.“

„Laut vorlesen am Gruppentisch in Erdkunde und dabei Stottern zulassen.“

Die Umsetzung der In-vivo-Desensibilisierung beginnt mit den leichtesten Situationen (unterste Sprossen, z. B. Beobachtung der nur leicht stotternden Therapeutin in vivo), wobei mehrere in etwa gleich schwere Aufgaben durchgeführt werden sollten. Zur Überprüfung ob der Schweregrad angemessen ist, wird eine Skalierung der Angst von 0 bis 10, ggf. in Analogie zu einem Thermometer (Mat_2.3.6_Stressometer), eingeführt. An dieser Skala soll das Kind zeigen, wie aufgeregt es vor der Sprechsituation ist. Die Skala wurde so „geeicht", dass klar ist, wo die Komfortzone, die Abenteuerzone und die Panikzone (Mat_2.3.3_Abenteuer, Mat_2.1.8_Mutleiter) liegen. Günstige Situationen liegen in der leichten Abenteuerzone. Das Kind zeigt den Stresslevel vor und nach der Durchführung der Situation. Der Stresslevel kann mit dem Stressometer dokumentiert werden. So wird offenkundig, dass der Stresslevel sinkt und die nächstschwerere Aufgabe, die vorher nicht zu bewältigen schien, angegangen werden kann.

Das Stressometer wird vor und nach Übungen eingesetzt, um festzustellen, ob die Übung in der Abenteuerzone liegt. Viele Kinder entwickeln daraus sehr schnell eine abrufbare interne Skala, so dass die Therapeutin schnell und ohne Aufwand nachfragen kann.

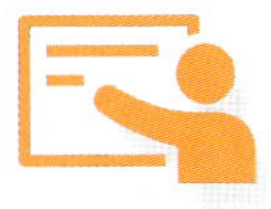

„Wie wäre die Aufgabe für dich?" „Wie war die Situation auf einer Skala von 0 (babyleicht, eiskalt) bis 10 (feuerheiß, lieber würde ich ohnmächtig werden, als das noch mal zu machen)?"

Es wird mit den untersten Stufen der Mutleiter begonnen. Hierbei können verschiedene Parameter in Absprache mit dem Kind so verändert werden, dass für das Kind eine gut zu bewältigende Mutprobe entsteht. Solche Parameter sind z. B. der Einsatz von Pseudostottern (Häufigkeit der Symptome, Anzahl der Iterationen, Dauer), offenes Stottern oder Prolongationen, Variation von Ort oder Person.

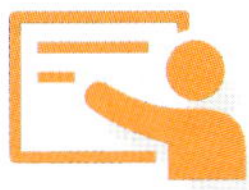

Für Phil ist die erste Mutprobe, die Oma anzurufen, da das Telefon ein Stressor ist, der aber mit Oma noch gut zu bewältigen ist. Direkt anschließend wird die Oma gleich noch einmal angerufen, wobei sie diesmal gefragt wird, ob sie weiß, woher Stottern kommt (Desensibilisierung gegen das Tabu). Und in den nächsten 3 Anrufen werden jedes Mal häufigere oder/ und längere Pseudosymptome eingesetzt. Vor und nach dem jeweiligen Telefonat wird die Situation kurz eingeschätzt. Phil stellt fest, dass sich der Stress deutlich reduziert hat und dass die Rate echter Stottersymptome geringer geworden ist.

In der folgenden Zeit werden nach und nach die Teilschritte des Desensibilisierungsvertrags (Sprossen der „Mutleiter") abgearbeitet (Mat_2.3.7_In-vivo-Arbeit, Mat_2.3.9_Laufzettel, Mat_2.3.10_Umfragen, Mat_2.3.5_Angsthierarchie, Mat_2.3.8_Protokoll Zuhörerreaktionen). Dabei muss immer darauf geachtet werden, ob der Schweregrad der Situation noch mit der ursprünglichen Annahme übereinstimmt, oder ob Anpassungen vorgenommen werden müssen (Zwischenschritte). Beginnt das Kind, sich in der Desensibilisierung sicherer zu fühlen, wird es ermutigt, sich in der Planung auch bisher vermiedenen Themenbereichen zu stellen, z. B. in der Schule. Zeigen sich hier Schwierigkeiten, kann ein Schulbesuch die Desensibilisierung unterstützen. Möglicherweise ist das Thema Schule auch der Anlass, an den Problemlösefähigkeiten zu arbeiten, vor allem, wenn das Kind gehänselt wird (vgl. Kapitel 7).

Bei manchen Kindern ist es ungünstig, sie viel an der Planung zu beteiligen. Indem sie zu viel darüber nachdenken und zu wenig handeln, kann sich die Angst erst recht verstärken. Dennoch soll das Kind genug Kontrolle haben. Kinder, die sich auf der Metaebene nicht gut mitteilen können, fühlen sich möglicherweise durch die Planung überfordert. Andere Kinder können die nächste Schwierigkeit gut einschätzen (z. B. Anzahl des Pseudostotterns, welcher Gesprächspartner, welches Thema, Dauer des

Gesprächs etc.). Solche Kinder haben gute Voraussetzungen für den Transfer.

Bei der Reflexion von In-vivo-Übungen wird vor allem auf das Erreichte fokussiert. Schwierigkeiten wie ablehnende Reaktionen von Gesprächspartnern oder pragmatisch ungünstige Verhaltensweisen des Kindes werden besprochen und ggfs. mit Rollenspielen bearbeitet. Mit Kindern, die nur ihre Defizite sehen, führt man am besten ein Schlussritual ein, das ihre Leistungen und Fortschritte anerkennt. Fortschritte lassen sich gut in der „Stotterzwiebel" verdeutlichen, wenn z. B. eine Zwiebelschale kleiner wird oder ganz verschwindet, wie etwa bestimmte Vermeideverhalten oder Ängste. Auch die Eltern können das Kind im Alltag sehr gut unterstützen indem sie ihm seine Fortschritte bewusst machen.

Wenn Vermeideverhalten in Form von Aufschub oder Startern stabil bleibt, wird es identifiziert (siehe Kapitel 4), um dann bewusst weggelassen zu werden. Jedes offene Stottern, das an dessen Stelle tritt, wird verstärkt.

Desensibilisierung in vivo

Mat_2.1.3_Zwiebelschalenmodell
Mat_2.1.8_Mutleiter
Mat_2.3.1_Wegemodell
Mat_2.3.2_Eisberg
Mat_2.3.3_Abenteuer
Mat_2.3.4_Mutbaum-Löwenherde
Mat_2.3.5_Angsthierarchie
Mat_2.3.6_Stressometer
Mat_2.3.7_In-vivo-Arbeit
Mat_2.3.8_Protokoll Zuhörerreaktionen
Mat_2.3.9_Laufzettel
Mat_2.3.10_Umfragen
Mat_6.4_Mut-Tagebuch

3.5 Troubleshooting

Ablehnung des Pseudostotterns

Den Grund dafür ermitteln: Wenn Teilwortwiederholungen als zu künstlich empfunden werden (vor allem in vivo), je nach echter Symptomatik des Kindes Pseudodehnungen oder Pseudoblockierungen einsetzen bzw. für Teilwortwiederholungen die Variante aus der IMS für Erwachsene (Zückner, 2024) erarbeiten. Hierbei wird bei jeder Iteration das Ende des Vokals einer Silbe ganz kurz gestoppt, als ob man an eine Blockierung heranginge (Fa'fa'fa'fahrrad). Diese Art Pseudostottern ähnelt mehr dem echten Stottern und es wird dadurch die konsequente Auseinandersetzung mit dem Moment des Kontrollverlustes provoziert.

Desensibilisierungsgrad der Eltern geringer als beim Kind

Im Einzelfall entscheiden, ob es ausreicht, sie gegen das Tabu Stottern und das Hören von Pseudostottern zu desensibilisieren. Kritisch hinterfragen, ob Eltern ohne Pseudostottern dem Kind in Übungen ein Partner sein können.

Große Ablenkbarkeit bei Übungen außerhalb des Therapieraums

Gründe für die Ablenkbarkeit können u. a. sein: Scham und entsprechendes Ausweichverhalten, eine langweilige Aufgabenstellung, zu lange Monologe der Therapeutin, generell erhöhte Ablenkbarkeit (hohe Reaktivität auf Reize, vergleichsweise geringe Fähigkeit zur Impulskontrolle).

Einige mögliche Vorgehensweisen:

- kürzere Übungssequenzen
- weniger ablenkende Umgebung auswählen
- gezielte eindeutige Fokussierung („Ich spreche jetzt den Mann an. Du sagst mir, wie der Mann guckt. Ich bin sicher, du schaffst es, ihn genauso anzuschauen" oder: „Du sprichst jetzt den Mann mit Pseudostottern an. Ich wette um 3 Gummibärchen, dass Du es nicht schaffst, zweimal selbst daran zu denken.") → Verstärkung für die Aufmerksamkeitslenkung
- Ablenkbarkeit mit dem Kind ansprechen, Fokussierung mit dem Kind als Ziel formulieren, kurze, hinsichtlich Ablenkungsgrad hierarchisch angeordnete Übungssequenzen mit suggestiver Aufmerksamkeitslen-

kung und Verstärkung für erfolgreiche Aufmerksamkeitslenkung

Geteilte Aufmerksamkeit fällt schwer
Deutliche Formulierung der Aufgabenstellung (z. B. „Es geht jetzt darum, dass du an das Pseudostottern denkst, während du mir Aufträge gibst, was ich tun soll."), kurze Übungseinheiten mit hohem Anreiz zur Aufmerksamkeitsfokussierung (z. B. Spiele wie „Hamstern", Mat_0_Übergreifendes Material), linguistisches Niveau und emotional-situative Anforderung so gestalten, dass geteilte Aufmerksamkeit gut möglich ist. Überschaubare Übungsdauer mit Erinnerungshilfen in Form von sichtbar bereit gelegten Münzen o. ä., die man sich mit dem Einsatz von Pseudostottern verdienen kann (Visualisierung).

Parallel mit der Desensibilisierung gegen Zuhörerreaktionen beginnen, auch wenn das Pseudostottern nur zu Beginn einer Aufgabenstellung erinnert werden kann.

Das Zielverhalten (z. B. Pseudostottern, Blickkontakt o. ä.) wird vergessen
Erinnerung mit visuellem oder auditivem Signal. Ggfs. wird dem Gesprächspartner vorab die Aufgabenstellung erklärt und die Erinnerungshilfe ankündigt. Die Alternative ist ein Symbol, das die ganze Zeit im Blickfeld ist.

Regelmäßiger Kontrollverlust im Pseudostottern
Wenn Pseudostottern regelmäßig auch bei niedrigem linguistischem Niveau in wenig anspruchsvollen Situationen zum Kontrollverlust und echten Symptomen führt, muss mit der Modifikation begonnen werden.

Dazu gehören die Erarbeitung von Sprechtechniken und die Identifikation im Symptom. Damit das Kind die Änderung der Zielsetzung nicht als Misserfolg wertet, sollte der Vorteil hervorgehoben werden, echtes Stottern auf diese Weise sicher hervorrufen zu können. Dadurch kann es besonders gut analysiert und mit Sprechtechniken bearbeitet werden. Zur konkreten Umsetzung siehe Identifikation und Modifikation.

Stunden scheinen überfrachtet
Parallele Arbeit, z. B. zur artikulatorischen Phonetik, Pseudostottern und Desensibilisierung gegen Zuhörer, überfordern Kind und Therapeutin.

- Generell einen zweiten Termin in der Woche einplanen.
- Einen Schwerpunkt in der Stunde vertieft behandeln. Der andere Schwerpunkt wird nur in Form einer kurzen intensiven Übung auf niedrigem linguistischem Niveau durchgeführt (vergleichbar mit Aufwärmübungen im Sport). Solche Übungen sollten auch täglich als Hausaufgaben durchgeführt werden.
- Prüfen, ob die Übungen durch höhere Frequenz des Zielverhaltens verkürzt werden können.
- Bei langsamer Auffassungsgabe erst das Pseudostottern erarbeiten und dann die artikulatorische Phonetik.

Während Desensibilisierung gegen Zuhörer in vivo fehlt oft Zeit für andere Schwerpunkte → „Aufwärmübungen" kürzen oder ganz in die Hausaufgaben verlagern.

Ungünstige Überzeugungen über sich oder andere: Das Kind wertet sich selbst ab oder fühlt sich als Opfer des Stotterns bzw. der Kommunikationspartner
Einsatz von antithetischem Verhalten der Therapeutin: Untersuchen, welche Überzeugungen über sich oder andere generalisiert sind (z. B. „Ich kann nie gut sprechen; keiner mag mich, weil ich stottere; alle anderen haben keine Probleme, nur ich, weil ich stottere; über Stottern will und darf ich nicht sprechen.") und wo differenziert wird (z. B. „Ich kann manchmal nicht gut reden; ein Mitschüler ärgert mich öfter mit meinem Stottern, der Rest der Klasse hat kein Problem damit; mir ist es gerade unangenehm, über Stottern zu sprechen."). In geeigneten Situationen zurückmelden, dass die generalisierte Überzeugung nicht oder nicht völlig stimmte (Antithese). Ziel ist nicht, das Kind zu trösten, sondern ihm bewusst zu machen, dass der Glaubenssatz nicht immer zutrifft → Förderung einer sachlichen Ausdifferenzierung.

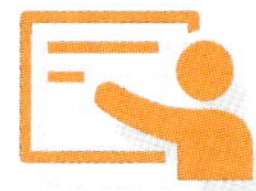

K.: „Ich kann nie gut sprechen!" Ther.: „Ist dir, als du gerade mit der Verkäuferin gesprochen hast, etwas an deinem Sprechen aufgefallen? Nein? Ich habe gehört, dass Du ganz deutlich klare Sätze gesagt hast. Dein Stottern war leicht und Du hast nicht vermieden. Da hast Du aus meiner Sicht gut gesprochen! Wie siehst Du das denn?"

Dabei auch weniger erfolgreiche Situationen ansprechen und sachlich rückmelden, sonst entsteht beim Kind der Eindruck, getröstet und nicht ernst genommen zu werden.

Untersuchen, ob ungünstige Überzeugungen von Bezugspersonen geteilt werden. Sachlich differenzierte Rückmeldung der eigenen Beobachtung. Bitte um Unterstützung, indem die Eltern berichten, wenn sie beim Kind positive Überzeugungen beobachten.

Arbeit mit darstellenden Mitteln wie Zeichnen, Malen, Bücher zum Thema „mein Stottern, ich und die anderen" (vgl. Rahmentherapie, Literaturempfehlungen im Anhang).

Kontakt mit anderen stotternden Kindern, die ggf. schon länger in Therapie sind oder ggf. bei Veranstaltungen der Bundesvereinigung Stottern & Selbsthilfe e.V.

Ungünstige Lage der Praxis

Besorgnis der Eltern/des Kindes, Bekannten zu begegnen und die Stottertherapie zu veröffentlichen, wenn in ortsansässigen Geschäften geübt wird → Info über Vorteile der Enttabuisierung.

Keine geeigneten Örtlichkeiten → Eltern zu Hausaufgaben anleiten, Sondertermine an geeignetem Ort vereinbaren, Übungen am Telefon und online.

Das Kind lässt sich nicht auf eine Desensibilisierung in vivo mit Pseudostottern ein

Folgende Maßnahmen sind sinnvoll:

- Nicht klein beigeben, sondern Hintergründe erkunden und dann Kompromiss suchen. Klein beizugeben wäre kontraproduktiv, denn dann hätte man seine Antithese aufgegeben und würde die ungünstige Überzeugung stärken, dass die angstauslösenden Situationen in der Desensibilisierung unüberwindbar sind.
- Bei offener Ablehnung den Mut hierzu anerkennen.
- Fragestellungen: Liegt es am Pseudostottern oder verweigert das Kind grundsätzlich jedes In-vivo-Training? Kommt das Kind in Konflikt mit seiner Coolness? Lässt es sich im Alltag auf Gesprächssituationen außerhalb der Familie ein? Ist es typisch für die Familie, dass Kinder (oder alle Familienmitglieder) kaum Außenkontakte pflegen? Schützt das Kind seine nicht ausreichend desensibilisierten Eltern, nachdem diese aufgefordert wurden mitzugehen?
- Grundsätzlich keinen Machtkampf beginnen, denn der ist nicht zu gewinnen! Nicht in die Enge treiben oder mit Konsequenzen drohen.
- Überprüfung, ob die Hierarchie kleinschrittig genug war → mögliche Variationen anbieten bzgl. Beobachtung des Therapeutenmodells, Art, Dauer und Häufigkeit des Pseudostotterns, Wahl der Situation, Art der erforderlichen Sprechhandlung, Anwesenheit anderer Personen (z. B. Schwester, Freund, nicht die Mama …).
- Desensibilisierung in vivo mit dem Ziel, überhaupt in eine Sprechsituation zu gehen, auch ohne Einsatz irgendeines veränderten Sprechverhaltens.
- Geeignete Alternativen für das Pseudostottern suchen (offenes Stottern, imitiertes Stottern).
- Standpunkt und Verhalten des Kindes ohne Wertung beschreiben und Zuversicht äußern. Beispiel: „Eigentlich bist du so clever und stark, dass ich dir zutraue, das schon bald zu schaffen."
- Ggf. vorhandene Katastrophenphantasien gedanklich durchspielen und Vorbeugungsmaßnahmen treffen.
- Beginn der Modifikation und Desensibilisierung gegen die Sprechtechniken, ggf. im Wechsel mit Pseudostottern.
- Desensibilisierung gegen das „Anders-

sein", Einleitung anhand von Kinderbüchern möglich (siehe Literaturempfehlungen im Anhang). Weiteres Vorgehen in vivo durch Veränderung irgendwelcher vom Sprechen oder Stottern völlig unabhängiger Kleinigkeiten (z. B. verschiedenfarbige Socken oder die Jacke verkehrt herum anziehen, besonders aufrecht gehen etc.), auch die Eltern und die Therapeutin machen mit und reflektieren: Wer entdeckt die Veränderung beim Andern? Wurde sie im Laufe des Tages von anderen bemerkt? Wer traut sich, das auch auf der Arbeit (Eltern, Therapeutin) bzw. in der Schule zu machen?

- Bei moralischen Bedenken Pseudostottern als Teil einer Stottertherapie ankündigen.
- Vergleichbare Geschichte über ein (fiktives) anderes Kind erzählen oder im Handpuppenspiel entwickeln und das Kind um Rat fragen.
- Metapher vom „Mutbaum" (Mat_2.3.4_Mutbaum-Löwenherde), Unterschiede suchen: In welchem Bereich außerhalb der Therapie war ich schon mutig? Wie ist es dazu gekommen? (z. B. bei einer Klassenfahrt der Mut, mit Mitschülern zu sprechen). Ggf. Anlegen eines „Mut-Tagebuches", (Mat_6.4_Mut-Tagebuch) in dem das Kind Situationen sammelt, in denen es mutig war. Die richtige „Dosierung" an Aufregung finden (Mat_2.3.3_Abenteuer)
- Bild malen: „Mein Stottern und ich". Bild nicht interpretieren, sondern Fragen dazu stellen wie: „Wer auf dem Bild hier ist der Chef? Was macht das Stottern auf dem Bild? Und was tust du? Was würdest du am liebsten mit dem Stottern machen? Wenn es weg wäre, wäre es am schönsten, das verstehe ich. Aber wenn es sich nicht wegjagen lässt, was wäre dann gut, mit dem Stottern zu machen? Male bitte ein zweites Bild, auf dem man sieht, wie es dem Stottern am Ende von der Therapie geht, wenn du herausgefunden hast, wie du es bändigen kannst. Male auch, was du tust oder brauchst, um das Stottern auf dem Bild zu bändigen" (Bild weiterentwickeln).
- Einsatz des Buches „Stoppilino" (Colthorp & Herdter, 2020)
- Im weiteren Verlauf der Therapie kann auf die so entstandene Verbildlichung des Stotterns immer wieder zurückgegriffen und das Bild auch angepasst und weiterentwickelt werden.
- Genaue Anamnese: Liegt möglicherweise Mobbing oder eine posttraumatische Belastungsstörung vor? In diesem Fall sollte überlegt werden, die Stottertherapie mit einer Psychotherapie zu verknüpfen.

Kind gibt aus „Coolness"-Gründen trotz hoher Aufregung nur niedrige Werte in In-vivo- Übungen an

Das Kind davor schützen, sich selbst zu überfordern, und den Ernst der Situation benennen sowie die entsprechenden (primären) Gefühle (Sandrieser & Schneider, 2015, in Vorbereitung). Ggf. von eigenen vergleichbaren Erfahrungen oder von anderen Kindern berichten. Bei Kindern mit hohem Schutzbedürfnis erst einmal unverbindliche Experimente mit der Desensibilisierung anbieten, in denen das Kind viel Kontrolle behält. Da durch lange Vorüberlegungen die Angst bei manchen Kindern steigt, kann man auch deutlich einfachere Aufgaben ohne lange Vorbesprechung vorgeben.

Lange unkontrollierbare Symptome in vivo

Je nach Gegebenheit sind mögliche Vorgehensweisen:

- Häufiges Auftreten: Beginn der Modifikation.
- Vereinzeltes Auftreten: Hilfen mit dem Kind vereinbaren (z. B. Chorsprechen; die Therapeutin erklärt dem Gesprächspartner die Situation und bittet um Geduld. Sie kann auch die Gesprächssituation übernehmen, sobald das Kind das vereinbarte Zeichen gibt).
- Wenn es zum ersten Mal passiert, in der Situation entscheiden, ob das Kind Hilfe braucht oder selbst die Situation beenden kann → danach Reflektion. Klärung, ob die Hierarchiestufe stimmte. Bei Ablehnung weiterer Versuche Hinweis auf die

Metapher „Wasserscheu": Wer mal ins Wasser gefallen ist und danach Wasser vermeidet, wird seine Angst vergrößern. Besondere Verstärker, wenn danach wieder eine Situation aufgesucht wird.

- Nutzung des Symptoms zur Identifikation. In diesem Falle ist es sogar willkommen als einmalige Gelegenheit.

Umgang mit Verzagtheit: Das Kind stellt sich und die ganze Therapie infrage

Grund kann ein Misserfolg, aber auch die lange Therapiedauer oder kritische Äußerungen von anderen sein.

Nicht bagatellisieren! Ernst nehmen und gemeinsam Lösungen suchen! Anlass für ein Bilanzgespräch, ggf. mit Kurskorrektur (siehe Kapitel 2.5), dabei den Blickwinkel vom „Nichtgeschafften" auf das „Erreichte" ausweiten. Die nächsten Schritte in Richtung Endziel fragmentieren, Teilerfolge außerhalb der Therapie suchen, aktuellen Schwerpunkt hinterfragen, ggf. Kompromisse aushandeln. Übungen mit „Erfolgsgarantie" durchführen.

Kommunikativ-pragmatische Unsicherheit

Siehe Kapitel 7 (Rahmentherapie) und Kuckenberg (2020).

Kulturelle oder sprachliche Barrieren

Keine unvereinbarten Integrationsversuche (dafür gibt es keinen Auftrag!).

Absprache von alternativen Möglichkeiten innerhalb des Bezugsrahmens und der Umgebungsbedingungen der Familie. Desensibilisierungsübungen per Telefon in der Erstsprache, Andere einladen, Lesen mitgebrachter Texte, Kind erklärt den Eltern Inhalte und Aufgaben in deren Sprache.

Sprachbarriere durch viel Modell ausgleichen, fremdsprachiges Material der Bundesvereinigung Stottern & Selbsthilfe e.V. nutzen; überlegen, wer innerhalb der Familie/des Bekanntenkreises als Übersetzer fungieren kann.

Weitere Anregungen finden sich in Scharff Rethfeldt (2013).

Grundhaltung „Die Therapeutin soll mich heilen, ich brauche nicht aktiv zu werden."

Mögliche Schritte könnten sein:

- Überprüfen der generellen Bereitschaft, etwas am Stottern in seinem Leben zu ändern. Dies ist eher ein Problem bei Jugendlichen, kann aber auch schon im Grundschulalter eine Rolle spielen. In diesem Fall kann man in Anlehnung an Zebrowski (2018) mit gezielten Fragestellungen zur Anwendung der Sprechtechnik, zum Nicht-Vermeiden und zu positiven Gedanken vorgehen. Im Gespräch wird erörtert, wie bald das Kind glaubt, etwas davon umsetzen zu können oder ob es schon einmal etwas davon umgesetzt hat. Es werden Vorteile und Nachteile des neuen Verhaltens und die damit verbundenen Gefühle, Gedanken, Zuhörerreaktionen untersucht. Schließlich wird analysiert, wie zuversichtlich das Kind in bestimmten Situationen ist, gut mit dem Stottern zurecht zu kommen.
- Information über die grundsätzlich nicht verhandelbaren Aspekte der Vorgehensweise und Überprüfung des Vertrages. Ggf. direktiveres Vorgehen (verordnen, was getan werden soll).
- Auch die Beendigung der Therapie mit dem Angebot einer Wiedervorstellung ist möglich.

Aufschub- und sprachliches Vermeiden bleiben bestehen

In der Regel bewirkt die Desensibilisierung, dass Aufschub, Starter und Vermeideverhalten im Alltag seltener werden. Da sich die Angst vor dem Stottern reduziert, werden sie überflüssig. Wenn diese Verhaltensweisen nach längerer Zeit trotz kontinuierlicher Übungen fortbestehen, sind zwei Hypothesen denkbar:

1. Die Desensibilisierung gegen die echte Kernsymptomatik ist noch nicht ausreichend, da das Kind die Desensibilisierungs-Erfahrungen mit dem Pseudostottern zu wenig mit seinen echten Symptomen in Verbindung bringt → siehe „Wahl des Pseudostotterns". Das Kind möchte nicht auf die Sicherheit durch das

Vermeiden verzichten → Reflexion dieses Prozesses mit dem Kind anhand des „Wegemodells".

2. Das Verhalten ist so sehr zur Gewohnheit geworden, dass es nicht einfach abgelegt werden kann. Zum Vorgehen siehe Kapitel 4.4.2.

Überprüft werden können diese Hypothesen durch die Identifikation.

Kind führt die In-vivo-Aufgaben durch und wirkt dabei „unbeteiligt"

Vermutlich versucht das Kind, sehr starke Gefühle zu kontrollieren und distanziert sich innerlich vom Geschehen, z. B. als Anpassung an den Wunsch der Therapeutin oder aus dem Anspruch, vor sich selbst nicht als Versager dazustehen → Erfahrungen können vom Kind kaum genutzt werden unabhängig davon, wie positiv die Gesprächspartner auch reagiert haben mögen – das Kind nimmt sie nicht richtig wahr.

Deutlich niedrigere Hierarchiestufe suchen. Die Erlaubnis geben, offen ‚Nein' zu sagen, weil man dann gemeinsam Alternativen überlegen kann. Deutlich machen, dass „Neinsagen" Mut kostet, manchmal mehr Mut als die eigentliche Mutprobe, und klären, ob es auch ein Ziel sein kann, besser „Nein" sagen zu können in der Therapie.

Das Kind entfernt sich von der Therapeutin, wenn diese in vivo pseudostottert

Dem Kind mehr Kontrolle über das Pseudostottern der Therapeutin einräumen (Häufigkeit, Symptomart, Dauer, Anzahl der Iterationen). Das Kind steht direkt neben der Therapeutin und gibt ein Berührungssignal (z. B. unauffällig auf den Fuß steigen), wann und wie lange gestottert werden soll. Klären, ob das Kind lieber selbst das Gespräch führen will, statt zuzuschauen.

Gesprächseröffnung (in vivo) zu angstbesetzt

Therapeutin eröffnet das Gespräch, das Kind führt fort. Eignet sich gut für Umfragen und bei Informationsgesprächen am Telefon/in Geschäften.

Gesprächspartner antworten nicht dem Kind, sondern der Therapeutin

Dem Kind vermitteln, dass viele Erwachsene nicht gewohnt sind, von Kindern angesprochen zu werden und deshalb lieber mit einem Erwachsenen sprechen.

Das Kind/die Therapeutin informiert den Gesprächspartner vorneweg darüber, dass das Kind eine Übung in Verbindung mit einer Stottertherapie durchführt. Therapeutin steht etwas entfernt und beobachtet (schriftliche Erlaubnis der Eltern dafür einholen).

Gesprächspartner reagiert unangemessen, z. B. beschämt zur Seite schauen, das Kind so behandeln, als wäre es dumm, Lachen, Ermahnung zum „Luftholen", bei Umfragen inhaltlich falsche, ggf. sogar kränkende Antworten, endlose Monologe, ungefragte Belehrung über Therapiemethoden

Solche Situationen sind zwar für das Kind unangenehm, bieten aber die Gelegenheit, sie genauer zu analysieren und aufzuzeigen, dass auch Gesprächspartner ungeschickt oder unhöflich sind und Fehler machen, oft ohne es zu merken → vorbeugend vereinbaren, ob die Therapeutin eingreifen darf, wenn sich der Gesprächspartner unangemessen verhält oder das Kind sich überfordert fühlt (Geheimzeichen vereinbaren).

Ob in Umfragen geäußerte Vorurteile und fehlerhaftes Wissen über Stottern von der Therapeutin richtiggestellt werden, muss im Einzelfall entschieden werden. Dabei leiten folgende Fragen:

- Muss sich vorrangig um die Betroffenheit des Kindes gekümmert werden?
- Fühlt sich die Therapeutin selbstsicher genug? → Auch mit Aufregung ist sie ein glaubwürdiges Modell für das Kind.
- Würde eine Richtigstellung in eine endlose und nutzlose Diskussion mit dem Gesprächspartner führen?
- Ist die Reaktion wichtig, um dem Kind zu signalisieren, dass man nicht akzeptiert, dass es gekränkt wird?
- In der Desensibilisierung fortgeschrittene Kinder können geäußerte Vorurteile richtigstellen (vorher im Rollenspiel üben, siehe auch Kapitel 7).

Kind achtet im Gespräch nicht auf die Reaktionen des Gesprächspartners

Um negative Phantasien über den Gesprächspartner und sein Verhalten zu überprüfen, ist es wichtig, dessen Reaktionen wahrzunehmen und sachlich zu interpretieren.

Ursache suchen über Verhaltensbeobachtung und Gespräch mit den Eltern über deren Vermutungen.

Beispiele für Ursachen: Einengung der Wahrnehmung aufgrund von Aufregung, Angst, den vorbesprochenen Text nicht richtig wiederzugeben und etwas zu vergessen, Unsicherheit in pragmatischen Ritualen (Begrüßung, Verabschiedung, Dank etc.), Fluchtwünsche („ins Mauseloch verkriechen"), zu häufige Wiederholung derselben Situation und daraus resultierendes Desinteresse.

Die Maßnahmen richten sich nach den Gründen: Leichtere bzw. schwierigere Sprechsituationen, Training pragmatischer Fähigkeiten, Aufmerksamkeitslenkung auf die Antworten des Gesprächspartners mit einem Beobachtungsbogen, Erlaubnis und „Übung" zur Improvisation, Angebot von Hilfestellungen im Gespräch etc.

Verdacht auf Bagatellisierung

In der Familie wird betont, dass das Stottern *gar nichts* ausmacht, weder dem Kind noch anderen Familienmitgliedern → klären, ob das eine Bagatellisierung ist oder authentisch.

Zur genaueren Abklärung kann der Fragebogen zum Sprechen (Cook, 2013) oder der OASES-S (Euler et al., 2015) abgenommen werden, aber auch Verfahren, in denen das Kind sein Stottern malt (siehe Kapitel 7).

Bagatellisierung kann dazu führen, dass das Kind sich nicht auf die Desensibilisierung einlässt oder sich überfordert, da es ja keine Probleme haben darf → Klären, wovor hat die Familie/das Kind Angst, wenn die wahre Tragweite anerkannt würde? Gibt es ausreichend Informationen über Stottern, Verläufe, Prognose etc.? Gibt es Schuldgefühle oder weitere Familienangehörige, die Druck machen? Wird Stottern als Versagen der Eltern angesehen?

„Abfuhr" bei In-Vivo-Übung

Vorher ankündigen, dass es vorkommen kann, dass ein Gesprächspartner sich nicht auf ein Gespräch einlassen will.

Mut anerkennen, das Gespräch begonnen zu haben, doppelte Punktzahl.

Situation analysieren, um die Ursache der Abfuhr besser zu verstehen (z. B. eiliger Passant oder Kind nimmt nicht eindeutig Kontakt auf). Situation mit Rollentausch im Rollenspiel durchspielen.

Dafür sorgen, dass am Ende der Stunde die positive Erinnerung an einen Erfolg steht, d. h. noch in derselben Sitzung im Anschluss mehrere gut zu bewältigende Situationen aufsuchen. Hilfen: z. B. größere Verstärkung und niedrigere Hierarchiestufe.

Gute Anregungen finden sich auch bei Wendlandt (2003)

Desensibilisierungs-Hausaufgaben werden nicht gemacht

Ursachenforschung:

Therapeutenseite: Sinn vermittelt? Verbindlichkeit? Vermittlung von Material, Vorgehensweise für Eltern/Kind? Geeignetes Verstärkungssystem? Hausaufgabe gegeben, bevor Eltern und Kind sich sicher fühlten?

Kindseite: Schützt das Kind die unzureichend desensibilisierten Eltern? Schützt sich das Kind vor didaktisch ungeschickten Eltern?

Vertrag für alle klar? Geschwisterkonkurrenz? Zeitliche Ressourcen? Kulturelle Unterschiede …

Elternseite: Überforderung inhaltlich, zeitlich, bzgl. der Rahmenbedingungen (Geschwister, Tageslauf…), Rolle als Ko-Therapeutin nicht übernommen bzw. nicht übernehmbar.

→ nach gemeinsamer Ursachenforschung gemeinsame Problemlösung und Vereinbarung eines neuen Vertrags.

Kein Blickkontakt während eines In-vivo-Gesprächs

Überprüfen: Ist der Blickkontakt tatsächlich in solchen Situationen unangemessen? Ist er nur während des Pseudostotterns nicht vorhanden?

Häufig kein Blickkontakt, um sich auf das Pseudostottern konzentrieren zu können → Blickkontakt in einfacheren Aufgaben üben.

Peinlichkeitsreaktion: Desensibilisierungshierarchie zum Blickkontakt, ggf. ohne Berücksichtigung von Stottern/Pseudostottern.

Generelle Schüchternheit, kultureller Hintergrund: Prüfen, ob das überhaupt Therapieauftrag sein sollte, ggf. mit Kind und Eltern klären.

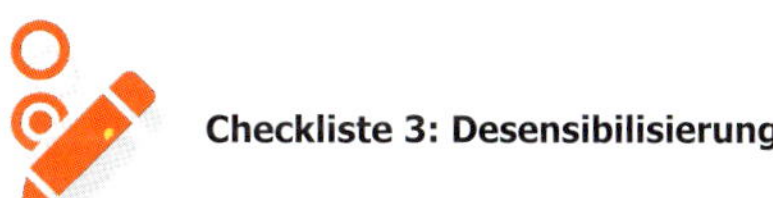

Mat_2.4_Checkliste

4 Identifikation

In der Identifikation werden die eigene Symptomatik, bei Bedarf auch Aspekte des Begleitverhaltens, des Vermeidens und der psychischen Reaktionen analysiert und bei manchen Kindern bereits das Stoppen als erste Möglichkeit der Kontrolle über Stottersymptome erarbeitet. Die Identifikation dient einerseits der Desensibilisierung gegen die eigene Symptomatik und erarbeitet andererseits die kognitiven, sensorischen und motorischen Grundlagen für Sprechtechniken im Symptom. Da die Identifikation zu einem großen Teil parallel zur Desensibilisierung stattfindet, ist die eigentliche Identifikationsphase sehr kurz und manchmal nicht als eigene Phase erkennbar, vor allem, wenn die Identifikation anschließend parallel zur Modifikation weitergeführt wird.

Die Identifikation besteht aus vier Arbeitsbereichen:

1. Die Artikulatorische Phonetik zur Vermittlung der Grundlagen zur Analyse, bewussten Steuerung und Beschreibung von Sprechen und Stottern.
2. Die Symptomanalyse, in der die artikulatorische Phonetik zur Anwendung kommt. Als Arbeitsmaterial dienen echte und imitierte Stotterereignisse, also Symptome, die in der Selbstwahrnehmung von Anstrengung und Dauer dem echten Symptom möglichst nahekommen.
3. Die Symptomregistrierung („Monitoring“) Dies ist die Aufmerksamkeitslenkung auf das Auftreten von Stotterereignissen und stellt die Voraussetzung für das kontrollierende Eingreifen in Symptome mit einer Technik dar.
4. Identifikation von Vermeideverhalten, Gedanken und Gefühlen in Verbindung mit Sprechen und Stottern

Durch die Identifikation von Anstrengungsverhalten im Symptom und durch das Pseudostottern reduziert sich häufig motorisches Begleitverhalten. Feste sprachliche Vermeidemuster (Starter und Aufschub) werden öfter durch offenes Stottern ersetzt. Durch das Stoppen eines Symptoms in der Symptomanalyse wird das Kontrollgefühl über ein Symptom gestärkt.

4.1 Einbezug von Elementen aus anderen Therapiephasen

Bei Schul-KIDS muss die Phase der Desensibilisierung keineswegs abgeschlossen sein, bevor die Identifikation beginnt. Vielmehr beginnt das Identifizieren bereits zu Beginn der Desensibilisierungsphase und durchzieht alle Phasen des Therapiekonzepts.

Die Identifikation im üblichen Therapieverlauf (Abbildung 9) beginnt mit der artikulatorischen Phonetik, in der die Grundlagen zur Analyse und Beschreibung von Sprechen und Stottern vermittelt werden. Die artikulatorische Phonetik wird während der Enttabuisierung eingeführt und läuft im selben Zeitraum wie die Desensibilisierung gegen die Kernsymptomatik. Die Symptomanalyse wird von Anfang an exemplarisch an fremden und eigenen, imitierten und echten Symptomen mit den dem Therapiestand entsprechenden Möglichkeiten

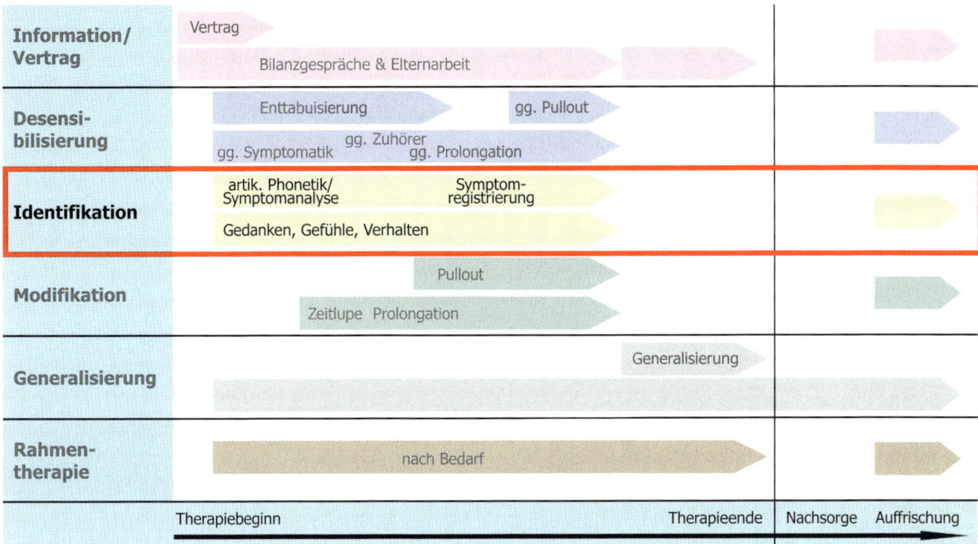

Abbildung 9: Standardvorgehen in der Identifikation mit Einbezug von Elementen anderer Phasen

durchgeführt. Wenn die artikulatorische Phonetik beendet ist und somit die sprechmotorischen und sensorischen Voraussetzungen gegeben sind, schließt sich aus der Modifikation die Erarbeitung der Prolongation an, unabhängig vom Stand der Desensibilisierung oder der Fähigkeit zur Symptomanalyse. In der Identifikation wird die Symptomanalyse jetzt intensiviert, da die Aussicht darauf, bald Symptome kontrollieren zu können, die damit verbundene emotionale Belastung verringert. Sobald das Kind seine Symptome gut analysieren und

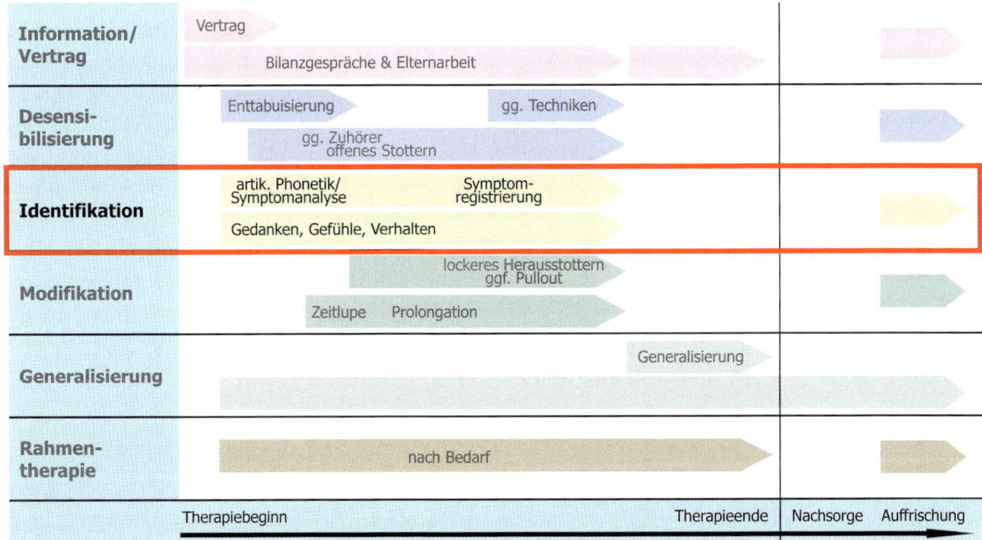

Abbildung 10: Variante der Identifikation, wenn die propriozeptive Wahrnehmung und Steuerung von Artikulation und Phonation und das Monitoring schwerfallen

vereinzelt selbst bemerken kann, beginnt die Symptomregistrierung, also das schnelle systematische Bemerken von Symptomen. Hier kann das Stoppen von Symptomen vorgezogen werden, was später in der Modifikationsphase bei der Erarbeitung des Pullout genutzt wird, um schnell in Symptome einzugreifen.

Auch während der Modifikation, der Generalisierung und der Nachsorge wird identifiziert. Die Symptomregistrierung ist die Voraussetzung zur kontinuierlichen Anwendung der Techniken. Die erworbenen Fähigkeiten zur Analyse dienen aber auch zum Troubleshooting bei Problemen mit der Technik oder bei Rückfällen nach Therapieende bzw. bei Auffrischungen.

Abbildung 10 zeigt, wie sich der übliche Ablauf der Identifikation verändert, wenn die propriozeptive Wahrnehmung und Steuerung von Artikulation und Phonation und das Monitoring schwerfallen. Dann dauern artikulatorische Phonetik und Symptomanalyse länger und auch mit der Prolongation kann, wenn überhaupt, wahrscheinlich erst später begonnen werden. Die Fortschritte in der Desensibilisierung sind unabhängig davon. Erst im Therapieverlauf wird sich zeigen, ob die Fähigkeit zur Symptomregistrierung Symptomlösetechniken zulässt.

4.2 Voraussetzungen

Voraussetzung ist die grundsätzliche Bereitschaft des Kindes, sich mit echten Symptomen auseinanderzusetzen, selbst wenn es sich dabei zu Anfang erkennbar unwohl fühlt. Inwieweit das gegeben ist, kann von Anfang an festgestellt werden, da anhand der artikulatorischen Phonetik immer wieder imitierte und echte Symptome untersucht werden. Von Beginn an braucht es daher eine klare Absprache mit dem Kind, dass echte Symptome analysiert werden. Dem Kind muss klar sein, welches Ziel damit verfolgt wird und wie die Identifikation das Eingreifen in Symptome erleichtert.

4.3 Ziele

1. Das Kind kann eigene Symptome wahrnehmen, imitieren/variieren und beschreiben hinsichtlich der Kriterien Symptomart, Dauer, betroffenes Wort/Laut, artikulatorische Eigenschaften, Begleitverhalten, Vermeideverhalten und emotionale Reaktionen.
2. Das Kind registriert Symptome während des Sprechens zeitnah (Monitoring).
3. Das Kind kann in Symptomen das Sprechen stoppen (optional).
4. Das Kind setzt sich ohne negative Emotionen mit der eigenen Symptomatik auseinander.
5. Das Kind thematisiert Emotionen, die mit dem Stottern, dem Sprechen und der Identifikation verbundenen sind.
6. Das Kind zeigt überwiegend offenes Stottern.
7. Das Kind kennt eigenes Vermeideverhalten und kann dieses reduzieren.

4.4 Vorgehensweise

Nachdem die Eltern schon früh über die Identifikation informiert wurden (Mat_3.1.1_Elterninformation Identifikation), beginnt man schon während der Enttabuisierung, vereinzelt echte Symptome zu analysieren. Denn mit dem Wissen über eigene Symptome wird auch die Zielsetzung präziser und die Motivation zur Veränderung klarer. Die Konfrontation mit eigenen Symptomen ist ein wesentlicher Teil der Desensibilisierung. Dabei muss sorgfältig darauf geachtet werden, das Kind nicht zu über-, aber auch nicht zu unterfordern.

Variationen der Identifikation

Um die richtige Hierarchiestufe zu finden, kann man Umgebungsbedingungen, Stimulus und Konsequenz beeinflussen:

1. Umgebungsbedingungen (Auswirkungen auf die Organismusvariable): Dies betrifft im Wesentlichen die Haltung der Therapeutin (siehe antithetisches Verhalten und Erlaubnisarbeit): Sachlich, neugierig, begeistert bei Entdeckungen, Hinweis auf die Sprechtechniken und die freiere Kommunikation, die dadurch möglich wird). In der Therapie wird eine Situation hergestellt, die mit den bisher negativen Gefühlen nicht vereinbar ist, z. B. eine positiv neugierige Atmosphäre von "Jugend forscht", ein spannendes Wettspiel mit hoher Aussicht, zu gewinnen etc.
2. Stimulus: Generell können in der Identifikation folgende Aspekte variiert werden:
   - fremde (z. B. Videos von anderen stotternden Kindern oder Erwachsenen) oder eigene echte Symptome
   - Schweregrad des Symptoms (Art, Dauer, Begleitverhalten)
   - Art der Darbietung (von Aufzeichnung: Audio, Video, live registrieren, mit Spiegel, beschreiben, imitieren durch Kind, durch Therapeutin)
   - Anzahl der analysierten Symptome (zunächst nur vereinzelt, später systematisch)
   - Fokus der Analyse, jeweils abhängig vom Kenntnisstand (z. B. Symptomart, Dauer, betroffenes Wort/Laut, artikulatorische Eigenschaften, Begleitverhalten, Vermeideverhalten, emotionale Reaktionen)
3. Konsequenz: Die gelungene Identifikation von Symptomen kann durch verbale Anerkennung (siehe Haltung der Therapeutin) und systematisches Feedback über Erfolge verstärkt werden (z. B. Dokumentation in Mat_2.1.3_Zwiebelschalenmodell, eigene Seite anlegen im Detektivheft) (Mat_1.2.4_Metaphern Vertrag). Zusätzlich kann in Übungen auch ein Verstärkungssystem (z. B. jedes analysierte Symptom = 1 Strich, 5 Striche = 1 Punkt, 10 Punkte = 1 Sticker) genutzt werden (Mat_0.2_Verstärkungssysteme).

Identifikation

Mat_0.2_Verstärkungssysteme
Mat_1.2.4_Metaphern Vertrag
Mat_2.1.3_Zwiebelschalenmodell
Mat_3.1.1_Elterninformation Identifikation

4.4.1 Artikulatorische Phonetik

Während der Erarbeitung der neurophysiologischen Steuerung des Sprechens in der Enttabuisierung wird die artikulatorische Phonetik eingeführt (Mat_3.1.2_Elterninformation Artikulatorische Phonetik) und dann neben Pseudostottern und Desensibilisierung gegen Zuhörerreaktionen kontinuierlich als kurzes Element der Stunden und als Hausaufgabe (Mat_3.1.5_Artikulatorische Phonetik – Hausaufgaben) weitergeführt, bis sie in die Symptomregistrierung und – weitgehend unabhängig vom Stand der Desensibilisierung – in die Erarbeitung der Prolongation übergeht.

In der artikulatorischen Phonetik erwirbt das Kind die Fähigkeit zur bewussten Selbstbeobachtung der Artikulationsbewegungen und der Phonation sowie zu deren Beschreibung und bewussten motorischen Ausführung. Es lernt, dieses Wissen auf flüssiges Sprechen, auf imitiertes und echtes Stottern bei anderen und sich selbst anzuwenden.

Während der Enttabuisierung wurden bereits die beim Sprechen beteiligten Organe und durch die Geschichte von den „Kleinen Boten" auch die neurophysiologischen Fehleranfälligkeiten bei deren Steuerung besprochen. Anschließend daran werden nun in einer Grundhaltung von „Jugend forscht" die Artikulationsarten vermittelt (Verwendung von Spiegel, Videokamera, anatomische Abbildungen, Kehlkopfmodell, Echtzeit-MRT-Aufnahmen (Mat_3.2.5_Videobeispiele Stottern). Dabei werden die Kontraste Plosiv/dehnbar (Kontinuant), Vokal/Konsonant und stimmhaft/stimmlos gegenübergestellt und kindgerecht visualisiert (Mat_3.1.4_Artikulatorische Phonetik – Visualisierungen).

Anhand von flüssigem Sprechen lernt das Kind dann, eigene Sprechbewegungen wahrzunehmen, sie zu imitieren bzw. bewusst anzusteuern und sie mit geeignetem Vokabular zu beschreiben (Mat_3.1.3_Artikulatorische Phonetik – Aufbau). Vor allem die Untersuchung des flüssigen Sprechens im Kontrast zu imitierten und vereinzelt zu echten Symptomen geschieht in einer forschenden Atmosphäre, wodurch negativen Gefühlen vorgebeugt wird. Das bedeutet, dass jedes neu gelernte Kriterium der artikulatorischen Phonetik möglichst bald zur Symptomanalyse herangezogen wird, die sich so immer weiter ausdifferenziert. Die Erkenntnisse werden in der Stotterzwiebel (Mat_2.1.3_Zwiebelschalenmodell) festgehalten.

Artikulatorische Phonetik

Mat_2.1.3_Zwiebelschalenmodell
Mat_3.1.2_Elterninformation Artikulatorische Phonetik
Mat_3.1.3_Artikulatorische Phonetik – Aufbau
Mat_3.1.4_Artikulatorische Phonetik – Visualisierungen
Mat_3.1.5_Artikulatorische Phonetik – Hausaufgaben
Mat_3.2.5_Videobeispiele Stottern

4.4.2 Symptomanalyse

Um dem Kind den Sinn der Identifikation zu begründen, greift die Therapeutin die visuelle Darstellung des Pullouts aus der Informationseinheit mit seinen verschiedenen Phasen wieder auf. Schon in der Enttabuisierung wurde mit der eigenen „Stotterzwiebel" begonnen. Diese wird kontinuierlich erweitert bzw. aktualisiert. Dabei wird neu erworbenes Wissen über Stottern und aus der artikulatorischen Phonetik erst einmal auf Videos anderer Kinder/Erwachsener angewendet, bevor es auf das eigene Stottern bezogen wird. In diesen Videos soll zunächst das Kind stoppen, wenn es glaubt, ein Stotterereignis entdeckt zu haben. Gemeinsam wird durch Imitation und Nachspüren ermittelt, welche Symptomart, Dauer, betroffenes Wort/Laut, artikulatorische Eigenschaften, Begleitverhalten (wo ist die Anspannung im Körper spürbar?), Vermeideverhalten, emotionale Reaktionen beobachtet wurden (Mat_3.2.2_Symptomanalyse). Dabei wird die Anspannung in imitierten Symptomen variiert. Hier eignen sich Hilfsmittel wie die Metapher „Gas-Bremse" oder als lautunterstützende Bewegung einen Ball zusammenzudrücken (Mat_3.2.3_Identifikation Visualisierungen). Möglich ist auch, die Hände genauso stark aufeinanderzupressen, wie die Anspannung empfunden wird, und mit dieser Anspannung zu experimentieren.

Die Auswahl der Videos von Anderen sollte das Kind nicht mit starken motorischen Begleitsymptomen oder unterwürfigem oder peinlichem Kommunikationsverhalten konfrontieren.

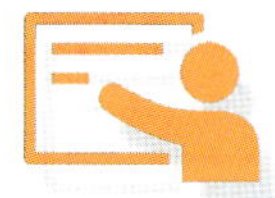

"Du hast ja schon viel über Sprechen und Stottern gelernt. Bis jetzt haben wir dafür fast immer nur absichtlich gestottert. Aber du willst ja das echte Stottern besser in den Griff kriegen durch den Pullout. Dazu müssen wir es auch genau erforschen. Wie ein Musiker oder ein Sportler, der immer wieder bei derselben Sache nicht zufrieden ist, herausfinden muss, was da eigentlich passiert und wie er es besser machen könnte."

Im Anschluss an diese Information wird mit dem Kind geklärt, welcher nächste Schritt es am meisten interessieren würde: Sich selbst auf Audio oder Video zu analysieren oder direkt während des Sprechens einzelne Stotterereignisse zu erwischen und zu untersuchen. Dabei wird nach den Kriterien Symptomart, betroffenes Wort/betroffene Silbe, Dauer, Begleitsymptomatik und ggf. begleitende Gefühle und Gedanken analysiert. Neue Erkenntnisse werden in der Stotterzwiebel festgehalten. Bei sehr häufiger und starker Symptomatik sollte nach Möglichkeit mit einer vorab ausgewählten Aufnahme begonnen werden, da sich so die Konfrontation besser steuern lässt. Man beginnt mit leichten Symptomen und weitet die Identifikation dann auf schwerere Symptome aus. Dabei geht es nicht darum, das Kind mit der stärksten Ausprägung zu konfrontieren, sondern um die Vermittlung: "Wie fühlt sich das an beim Imitieren, was mache ich da anders als beim normalen Sprechen?"

Vor der Übung wird vereinbart, wer die Aufnahme/den Redefluss stoppt, z. B.: „Ich werde dich jetzt stoppen, wenn ein besonders deutliches Stottern war, und wir untersuchen es dann genauer. Einverstanden?" Langfristig soll vor allem das Kind in der Lage sein, eigenständig Stotterereignisse zu bemerken und dort zu stoppen. Eine Aufnahme kann mehrmals angeschaut werden, bis Therapeutin und Kind genau verstanden haben, was passiert, und sie es auch beide gut imitieren können. Bei der Imitation geht es darum, möglichst nahe an die Qualität des echten Symptoms heranzukommen, also um die Kombination aus motorischer Steuerung und differenzierter Selbstwahrnehmung. Dazu kommt die Verbesserung der Fähigkeit, dies auch zu versprachlichen. Werden Symptome während des Sprechens selbst analysiert, sind Imitation und ggf. Spiegel (Begleitsymptomatik) das einzige Mittel. Allerdings kann man zur Sicherheit parallel eine Aufnahme mitlaufen lassen. Bei der Reflexion lenken offene Fragen wie „Da habe ich was gehört, wollen wir mal schauen, was da war?" die Aufmerksamkeit besser als geschlossene Fragen wie „War da ein Stottern?".

Als Hausaufgabe sollen längere echte Symptome analysiert und beschrieben werden (Mat_3.3.4_Identifikation Hausaufgaben) – wenn Eltern gut dazu in der Lage sind, mit deren Unterstützung.

Vereinzelt haben Schulkinder Aufschub oder Starter so automatisiert, dass sie auch bei guter Desensibilisierung gegen die Kernsymptomatik kaum noch beeinflusst werden können (ich äh-also-äh bin ge- äh-also-äh -ge- äh-also-äh -kommen). Hier muss das Kind lernen, die Starter/Aufschübe anhand einer Audio- oder Videoaufnahme zu identifizieren. Die Konfrontation mit diesem Verhalten motiviert die meisten Kinder, das Verhalten möglichst schnell abzulegen. Bei dieser Konfrontation wird die Funktion als Copingstrategie reflektiert. Die Therapeutin wertet das Verhalten nicht, sondern sie fragt das Kind nach der Brauchbarkeit. Bei entsprechender Vereinbarung wird jedes offene Stottern verstärkt und es erfolgt ein Training mit systematischem Registrieren der Starter/Aufschübe. Im nächsten Schritt soll das Kind diese unterlassen und stattdessen offenes Stottern oder Pseudostottern, später auch Prolongationen zeigen. Nehmen die offenen Symptome zu, kann zur normalen Symptomregistrierung übergegangen werden.

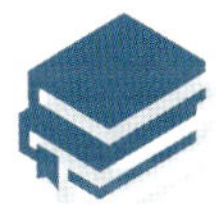

Symptomanalyse

Mat_3.2.2_Symptomanalyse
Mat_3.2.3_Identifikation Visualisierungen
Mat_3.3.4_Identifikation Hausaufgaben

4.4.3 Symptomregistrierung

Während bei der Symptomanalyse auf die Qualität von Symptomen geachtet wird, geht es beim Symptomregistrieren um die Quantität. Möglichst viele Symptome sollen in der Spontansprache möglichst früh entdeckt werden. Dadurch kann in der Modifikation schneller in das Symptom eingegriffen werden. Die Symptomregistrierung greift in den unwillkürlichen Ablauf des Symptom-Musters ein, indem bei einem Symptom so früh wie möglich ein Signal gegeben wird, also bestenfalls gleich zu Beginn oder sogar direkt davor. Wenn dann zusätzlich gleichzeitig das Symptom gestoppt wird, bedeutet das eine noch deutlichere Übernahme der Kontrolle über das automatisierte Symptom-Muster.

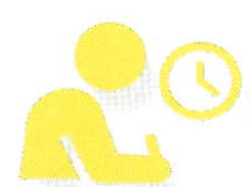

Symptomregistrierung

Mit der Symptomregistrierung kann begonnen werden, sobald das Kind seine Symptome (mit Hilfe) erkennen und eigenständig ohne negative Emotionen benennen, beschreiben und imitieren kann. Voraussetzung ist, dass sich genügend Symptome offen zeigen. Wenn dies aufgrund von Vermeideverhalten nicht möglich ist, muss dies erst abgebaut werden.

In der Symptomregistrierung zeigt sich, ob das Kind seine Stotterereignisse schon vor dem Auftreten bemerkt. Solche Kinder haben einen großen Vorteil. Hier lohnt es sich, statt des Pullouts vorbeugende Prolongationen einzuführen und deren Wirksamkeit zu beobachten. Sollte das der gewählte Weg sein, muss geklärt werden, dass der Therapievertrag sich gerade verändert und nicht mehr an der Modifikation von Stotterereignissen gearbeitet wird, sondern an einer vorbeugenden Technik. Kind und Eltern werden darüber informiert, dass im Bedarfsfall auch der Pullout erarbeitet wird.

Wenn Kindern die Symptomregistrierung sehr schwer fällt, weil sie Symptome nicht bemerken (schwaches Monitoring), legt man den Schwerpunkt auf die Modifikation und den Pullout.

Wenn die Symptome nur sehr kurz (weniger als ½ Sekunde) und ohne Begleitsymptomatik sind und vom Kind deshalb nicht wahrgenommen werden, muss man sich die Frage stellen, inwiefern der Pullout oder eine vorbeugende Prolongation nicht auffälliger und aufwändiger für das Kind sind. Dann muss allerdings sichergestellt sein, dass auch im Alltag nur solch kurze, anstrengungsfreie Symptome auftreten und das Kind keinen Kontrollverlust erlebt. Denn häufig ist durch den Schonraumeffekt die Symptomatik während

der Sitzungen deutlich leichter als im Alltag, vor allem im Vergleich zur Symptomausprägung in der Schule.
Kinder mit sehr häufigen, langen oder angestrengten Symptomen können durch die Symptomregistrierung sehr belastet sein, weil ihnen das Ausmaß ihres Stotterns erst jetzt bewusst wird. Daher sollten Registrierungsübungen bei solchen Kindern nicht zu lang andauern. Hier ist außerdem eine frühe Einführung des Stoppens und des Pullouts zu überlegen.

Wie immer wird zur Einführung dem Kind und den Eltern gegenüber das Vorgehen begründet. Anhand der Phasen des Pullouts wird erklärt, dass man ein Symptom erst einmal entdeckt haben muss, bevor man eingreifen kann. Die Symptomregistrierung setzt eine erhöhte geteilte Aufmerksamkeit voraus – auf das Gespräch und gleichzeitig auf die Symptomwahrnehmung. Die Aufmerksamkeit kann verbessert werden durch Wettspiele, wer das Stottern in der Spontansprache zuerst erwischt (Dell, 2001, Mat_3.3.1_Symptomregistrierung. Mat_3.3.2_Symptomregistrierung Kind). Hier leisten Knackfrösche, Symptomzähler, eine Hupe, Klingel oder andere Signalgeber gute Dienste. Zunächst zeigt die Therapeutin imitiertes Stottern. Dann ist das Kind dran – es darf echte oder, wenn keine echten auftreten, imitierte Symptome zeigen. Dass das Kind echte Symptome hat, wird als Vorteil gegenüber der Therapeutin dargestellt. Bei imitierten Symptomen wird das Kind mit Sicherheit vor der Therapeutin das Signal geben und die Wette gewinnen. Jedes erwischte Symptom wird analysiert, mit zunehmender Sicherheit in der Analyse geht das immer schneller.

Es ist anstrengend und u. U. auch emotional belastend, solche Übungen besonders lange auszudehnen. Außerdem ist es nicht für jedes Kind leicht, lange Monologe oder Gespräche zu führen. Daher wird die Dauer solcher Übungen begrenzt, z. B. durch die vorher festgelegte Anzahl von Symptomen, bei deren Erreichen der Gewinner feststeht und die Übung beendet wird oder eine festgelegte kurze Zeit (z. B. 2 Minuten) in ggf. mehreren kleinen Sequenzen mit Unterbrechungen durch andere Aktivitäten.

Bei der Symptomregistrierung wird die linguistische und situativ-emotionale Schwierigkeit der Sprechanlässe hierarchisch gesteigert (Mat_0_Übergreifendes Material). Wenn man auf die Erarbeitung des Pullouts abzielt, kann die Symptomregistrierung auch bereits während der Identifikationsphase mit dem Stoppen des Symptoms aus der Modifikation verbunden werden (Mat_4.2.4_Stoppen Pullout). Sobald in der Modifikationsphase der Pullout am echten Symptom trainiert wird, ist die Symptomregistrierung automatisch integriert. Daher muss sie vor der Modifikation nicht abgeschlossen sein.

Während der Identifikation ist es wichtig zu vereinbaren und zu erproben, wer dem Kind bei den Hausaufgaben auf welche Weise Feedback geben darf (Mat_3.3.4_Identifikation Hausaufgaben). Denn die Eltern realisieren möglicherweise nicht, dass ihr Kind zu Hause nicht so unempfindlich gegenüber der Symptomidentifikation ist, wie es im Therapieraum wirkt.

In der Identifikation können verschiedene emotionale Reaktionen auftreten, von Zufriedenheit bezüglich seltenerer und leichterer Symptome über Versuche, die Übungen zu umgehen, bis hin zur Erschütterung über die Häufigkeit oder den Schweregrad einer bisher kaum wahrgenommenen und völlig unterschätzten Symptomatik. Auch wenn die Therapeutin das Kind kleinschrittig mit der eigenen Symptomatik konfrontiert, kann sie solche Reaktionen nicht grundsätzlich verhindern (siehe Kapitel 4.5).

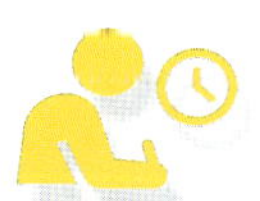

Anpassung der Planung

Je nachdem, wie ein Kind veranlagt ist, können die artikulatorische Phonetik, die Symptomanalyse und die Symptomregistrierung sehr leicht oder nur mühsam erarbeitet werden. Entsprechend ist die Planung anzupassen. Kinder mit einem guten Zugang zur Selbstwahrnehmung und Steuerung von Sprechbewegungen können auch sehr schnell die Unterschiede zwischen gestotterten und flüssig gesprochenen Lautfolgen erfassen und meist auch sicher echte Symptome imitieren und analysieren. Die Symptomanalyse dient solchen Kindern eher zur Desensibilisierung. Sie können ebenfalls gut ihre Symptome registrieren und haben es beim Erlernen von Prolongation und Pullout leich-

ter. Insgesamt ist zu erwarten, dass die Identifikation zügig erarbeitet werden kann, sofern das Kind ausreichend gegen die eigene Symptomatik desensibilisiert ist.
Anderen Kindern fällt es schwer, ihre Sprechbewegungen wahrzunehmen. Sie brauchen viel Zeit und Hilfe und haben keine guten Fähigkeiten zum Monitoring. Um in solchen Fällen das Kind nicht zu entmutigen, werden die Ziele und das Vorgehen vereinfacht (lediglich Erspüren und Ausführen deutlicher Unterschiede von Artikulationsart und Ort, nur Durchführung kurzer Sequenzen, verstärktes Modell der Therapeutin, deutliche Kontraste). Bei der Symptomanalyse und Symptomregistrierung brauchen nur längere Symptome entdeckt zu werden. Bei schlechtem Monitoring ist möglicherweise die Prolongation nützlicher als der Pullout, denn dieser kann aufgrund der schwachen Symptomregistrierung oft nur spät im Symptom und daher nur bei sehr langen Symptomen eingesetzt werden.

Symptomregistrierung

Mat_0_Übergreifendes Material
Mat_3.3.1_Symptomregistrierung
Mat_3.3.2_Symptomregistrierung Kind
Mat_3.3.4_Identifikation Hausaufgaben
Mat_4.2.4_Stoppen Pullout

4.4.4 Identifikation von Gedanken, Gefühlen und Verhaltensweisen

Schon während der Informations- und Vertragsphase beginnt die Identifikation von Gedanken, Gefühlen und Verhaltensweisen, die vertieft in der Desensibilisierungsphase fortgesetzt wird und sich über die gesamte Dauer der Therapie erstreckt. Dieser Aspekt der Identifikation findet demnach über einen langen Zeitraum in vielen kleinen Episoden, in denen das Kind dafür offen ist, statt und beugt so einer überfordernden Konfrontation vor. Im behutsamen Dialog erkundet man mit dem Kind konkrete und berichtete Situationen, berichtet Geschichten von fiktiven Kindern oder eigenen Erlebnissen. Das Kind bekommt so ein Modell für eine enttabuisierte Selbstreflektion von sowohl sich wiederholenden belastenden als auch positiven Erfahrungen und somit den Anreiz, dies auf das eigene Erleben zu übertragen. Die Erkenntnisse zu Vorurteilen, zu einer geringen Selbstwirksamkeitserwartung, destruktiven inneren Dialogen, Scham, Angst und Vermeidung können im Zwiebelschalenmodell (Mat_2.1.3_Zwiebelschalenmodell) festgehalten werden. Wichtig ist jedoch, Belastendes in Ziele umzuformulieren und bereits Erreichtes oder vergleichbare Fähigkeiten bewusst zu machen. Auf diese Weise ist dieser Bereich der Identifikation auch eng mit der Rahmentherapie verknüpft (Kapitel 7), in der es unter anderem um Problemlösen, einen konstruktiven Umgang mit Misserfolgen und einen unterstützenden inneren Dialog geht.

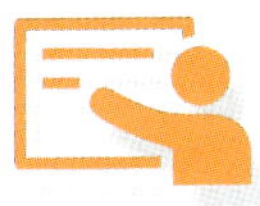

Identifikation von Gedanken, Gefühlen und Verhaltensweisen in der Enttabuisierung als Ausgangspunkt für eine Zielformulierung

Während er das Stachelbild zeichnet, seufzt Jan: „Da hab ich halt wieder mal nicht aufgezeigt."
T: „Hast du es denn nicht gewusst?"
J: „Natürlich schon, aber ich hätte dann gestottert!"
T: „Und dann?"
J: „Ich find das mega peinlich wenn man stottert."
T: „Hm. Und davor hast du Angst. Denkst du, es ist besser, nichts zu sagen und mündlich nicht so gut zu sein als zu stottern?"
J: „Eigentlich wäre ich viel besser in Deutsch."
T: „Würdest du denn gern zeigen, was du kannst?"
J: „Ja, eigentlich schon."
T: „Dann schlage ich vor, dass wir das auch zu einem Ziel machen. Wie könnte das denn lauten?"
J: „Ich trau mich in Deutsch aufzeigen."
T: „Ich hol mal grad das Bild von der Stotterzwiebel. Da können wir die Zwiebelschale ‚Angst vor dem Aufzeigen' dazu malen und dann ‚abzwiebeln', also daran arbeiten, dass du dich traust."

Identifikation von Gedanken, Gefühlen und Verhaltensweisen in der Desensibilisierung gegen Zuhörerreaktionen als Ausgangspunkt für die Anpassung der Desensibilisierungshierarchie

Finn soll anhand einer Skala (Mat_2.3.6_Stressometer) angeben, wie belastend er es findet, am Postschalter pseudostotternd Briefmarken zu kaufen. Es ist das erste Mal, dass er mit einer Aufgabe dieses Schwierigkeits-

grades konfrontiert ist. Auf der Skala zeigt er eine relativ hohe Belastung an.

T: „Woran merkst Du, dass Dir das Stress macht. Fühlst Du das irgendwo?"

F: „Im Bauch so und im Hals, da wird es eng."

T: „Würdest Du denn die Briefmarken kaufen oder lieber vermeiden?"

F: „Ich würd's nicht tun."

T: „Warum? Was denkst Du denn dann?"

F: „Dass der Mann da mich komisch findet."

T: „Woran würdest Du denn merken, dass er Dich komisch findet?"

F: „Der würde so gucken, so komisch."

T: „Du denkst also, dass Leute gucken, wenn Du stotterst."

F: „Mmh."

T: „Hast Du das denn schon mal erlebt?"

F: „Also schon, meine Tante, die guckt dann so und will dann, dass ich es nochmal sage."

T: „Mmh. Und andere Leute?"

F: „Weiß nicht."

T: „Gucken die, weil sie Dich komisch finden oder weil sie überrascht sind, dass Du stotterst? Was meinst Du?"

F: „Weiß nicht."

T: „Ich schlage vor, dass ich zuerst die Briefmarken kaufe und Du schaust mal, ob der Mann am Schalter komisch guckt oder ob er mich ganz normal bedient ..."

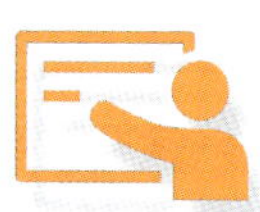

Identifikation von Gedanken, Gefühlen und Verhaltensweisen in der Generalisierung als Ausgangspunkt für die Entwicklung von Problemlosestrategien (Kapitel 7)

Lars ist in der vierten Klasse. Er berichtet, dass er bei Referaten oder beim Aufzeigen öfter Prolongationen und manchmal den Pullout anwendet und dass ihm das hilft.

T: „Bald gehst Du ja in eine andere Schule. Glaubst Du, Du traust dich das da auch?"

L: „Weiß nicht. In meiner alten Klasse wissen ja alle dass ich stotter'. Eigentlich hab ich ein bisschen Angst."

T: „Weißt Du was, ich würd gern mit Dir darüber nachdenken, was passieren könnte, wenn Du in die neue Klasse kommst und was Du tun könntest. Einverstanden? Denn wenn man eine Idee hat, was man tun kann, fühlt man sich sicherer."

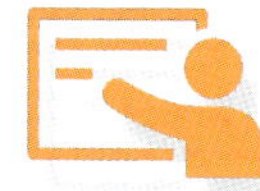

Identifikation von Gedanken, Gefühlen und Verhaltensweisen in der Modifikation als Ausgangspunkt für die Verbesserung der Selbstwirksamkeitserwartung (Kapitel 7)

Die Therapeutin führt die Identifikation der Selbstwirksamkeitserwartung anhand einer Geschichte von einem anderen (fiktiven) Kind ein:

T: „Schau mal Lara, hier hab ich eine Zeichnung von Ben. Ben ist vor vielen Jahren bei mir gewesen. Das Bild hat er am Anfang der Therapie gemalt. Hier siehst Du seinen Hals und das ist der Stotterhammer. Immer wenn Ben stottern muss, haut der Hammer auf seinen Hals, und er kann nichts dagegen tun."

L: „Der arme Ben. Ist das denn immer noch so?"

T: „Ben hat gelernt, dass er was dagegen tun kann. Den Pullout und die Prolongation. Und dann ging es ihm nur noch ganz selten so. Aber sag mal, wenn Du Dein Stottern malen würdest. Wie sähe das denn aus?"

L überlegt eine Weile und malt dann ein Pferd vor einem Hindernis.

L: „Ich male ein Pferd, das sich nicht springen traut."

T: „Was denkt denn das Pferd?"

L: „Ich kann das nicht. Bestimmt fall ich hin."

T: „Und meinst Du, das Pferd fällt wirklich hin?"

L: „Nein, aber vielleicht ist es einmal hingefallen und denkt das jetzt immer."

T: „Und was macht es deshalb?"

L: „Es steht einfach da und springt nicht."

T: „Und wie geht es dann dem Pferd?"

L: „Es ist traurig, weil es doch gern auf die andere Seite kommen will und es kommt nicht rüber."

T. „Was konnte denn dem Pferd helfen, dass es nicht mehr traurig sein muss?"

L: „Ja, wenn es sich trauen würde zu springen."

T: „Und was braucht das Pferd, damit es sich traut?"

L: „Vielleicht das Hindernis niedriger machen?"

T: „Das ist eine Superidee! Und wenn jetzt das Pferd merkt, dass es das schafft, was passiert dann?"

L: „Dann traut es sich auch über ein höheres und immer höheres Hindernis."

T: „Und am Ende?"

L: „Und am Ende hat es keine Angst mehr."

T: „Ja, es hat keine Angst mehr, weil es weiß, dass es das schaffen kann. Mal doch jetzt bitte, wie das Pferd über das Hindernis springt. Wie fühlt sich das Pferd jetzt?" (Lara malt)

T: „Dein Stotterpferd lacht ja jetzt richtig. Hast Du denn eine Idee, was das mit dem echten Stottern zu tun hat?“
L: „Wenn ich keine Angst mehr hab dass ich stotter. Also dass ich dann mich trau zu sprechen.“

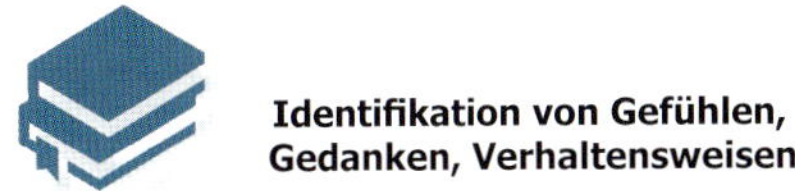

Identifikation von Gefühlen, Gedanken, Verhaltensweisen

Mat_2.1.3_Zwiebelschalenmodell
Mat_2.3.6_Stressometer

4.5 Troubleshooting

Im Therapieraum taucht kaum noch Stottern auf

Prüfen, ob der Therapieraum zu sehr ein Schonraum geworden ist oder ob auch in allen anderen Lebensbereichen Stottern nachlässt. Wenn letzteres der Fall ist → prüfen, ob Therapieende eingeleitet werden kann (siehe Kapitel 4.5).

Außerdem prüfen, ob das Kind die Auseinandersetzung mit echten Symptomen mit besonders unauffälligen Strategien vermeidet (siehe weiter unten).

Grundsätzlich gilt: Nicht verbissen auf Symptomjagd gehen, sich mit dem Kind über die geringen Symptome freuen und gleichzeitig bedauern, dass nicht weiter identifiziert werden kann. Vertrauen haben, dass mit der Zeit schon ausreichend oft Symptome auftauchen werden. Viele Kinder freuen sich, wenn die Therapeutin ganz offen fragt „Ja, was kann ich hier denn in der Therapie machen, damit ich dich wieder mehr stottern höre?“

Außerhalb des Therapieraums besteht noch angestrengtes und häufigeres Stottern → anspruchsvollere Sprechsituationen sind erforderlich, d. h. Identifikation mit linguistisch komplexen Anforderungen, in vivo oder am Telefon. Dabei kann die kognitive, emotionale und situative Belastung die Symptomregistrierung und das Stoppen erschweren → weitergehen zur Modifikation und parallel jede Gelegenheit nutzen, echte Symptome zu identifizieren. Mit dem Kind vereinbaren, dass es sich während der Sitzung durchgehend selbst stoppt bzw. von der Therapeutin gestoppt werden darf, um ein Stotterereignis zu analysieren, d. h. auch schon bei der Begrüßung im Wartezimmer o. ä.

Ein weiterer Vertrag betrifft die Hausaufgaben: Das Kind soll eigenständig Symptome in den Situationen identifizieren, in denen noch mit Stottern zu rechnen ist. Eine Aufnahme mit dem Smartphone (z. B. während Diskussionen mit den Geschwistern am Abendbrottisch oder der mündlichen Beteiligung im Unterricht) ist ein gutes Hilfsmittel. Die Eltern können einbezogen werden, wenn das Kind zustimmt (Vertrag Eltern-Kind) und eine konstruktive Durchführung sichergestellt ist.

Versuche, Identifikationsübungen zu umgehen

Erlaubnisarbeit (Verständnis, dass Identifikation echter Symptome keinen Spaß macht) und antithetisches Verhalten (Überzeugung, dass das Kind das gut aushalten kann und dass man gemeinsam ein angemessenes Vorgehen finden wird). Konkret heißt das, mit dem Kind realisierbare Kompromisse zu verhandeln. Beispiel: „Es gehört jetzt dazu, echtes Stottern zu untersuchen. Das brauchen wir, damit du als Experte die Stotterereignisse kontrollieren kannst. Das ist wie beim Schwimmunterricht, wenn man nie im Wasser übt, lernt man auch nie schwimmen. Sag mir, ob du dir zutraust, 3 oder 5 echte Symptome zu untersuchen.“

Kompromisse hinsichtlich der Art der Sprechsituation (Audio/Video oder sprechbegleitend), der Art/Qualität/Dauer der Symptome, der Anzahl der zu bearbeitenden Symptome, der Dauer der Übung, wer welche Aspekte analysiert, der anschließenden Belohnung etc.)

Das Kind lehnt kompromisslos jegliche Identifikation ab

Ursache suchen: Wurde die Zielsetzung verstanden? Ist das Vorgehen zu konfrontativ? Verbindet das Kind unangenehme Erinnerungen damit? Wird die Therapie grundsätzlich in Frage gestellt? → ggf. Bilanzgespräch bzw. Supervision.

Verdacht auf Vermeideverhalten, weil das Kind angibt, die Stotterereignisse nicht wahrzunehmen

Überprüfen, ob Problem durch Überlastung (geteilte Aufmerksamkeit) oder Vermeiden entsteht: Dafür dem Kind eine Audio- (später auch Video-)Aufnahme vorspielen und es bitten, seine Stotterereignisse zu identifizieren. Wenn das ohne Zeichen von Vermeiden geschieht, kann man davon ausgehen, dass es kein Vermeideverhalten war, sondern eine Schwierigkeit des Monitorings in der Sprechsituation.

Das Kind kooperiert, ist aber betroffen über seine Symptomatik

Verständnis zeigen und nicht bagatellisieren. Nicht im Problem verharren, sondern Alternativen aufzeigen: Vermitteln, wie durch das Stoppen Kontrolle möglich wird und Vorausschau auf den Pullout. Bei deutlicher Betroffenheit auf die Metaebene gehen → anhand der eigenen Stotterzwiebel besprechen: „Wie war das damals? Wie ist es jetzt normalerweise? Ist das Betroffenheitsgefühl immer da oder nur manchmal oder nur gerade jetzt? Gibt es andere Gefühle wie Wut oder Ärger? Was würdest du mit dem Stottern am liebsten tun, wenn es ein Wesen wäre?“ → Visualisierung des Stotterns (siehe Rahmentherapie).

Zurückmelden, wenn die Symptomatik im Vergleich zur Erstdiagnostik leichter geworden ist (ggf. Video). Gemeinsam reflektieren, wo positive Entwicklungen geschehen sind. Vermittlung, welche Voraussetzungen zur Modifikation schon gelernt sind und Vorschau auf die nächsten Schritte der Modifikation.

Bericht von anderen Kindern, die auch ihre „Durchhänger" haben, mit welchen Sätzen oder Vorstellungen sie sich geholfen haben (z. B. „Jedes erwischte Stottern stecke ich in eine Tüte, die blase ich auf und lasse sie platzen. Ich bin stärker als das Stottern.") und wie deren Therapie weiterging.

Ggf. gemeinsames Gespräch mit den Eltern, die darüber informiert werden, wie anstrengend oder emotional belastend die Therapie oder das Stottern gerade sind. Gemeinsam wird überlegt, wie sie ihr Kind unterstützen können. Das Kind muss die Wertschätzung spüren, die es für seinen Mut und sein Durchhaltevermögen bekommt.

Frustration, weil es noch keine Technik gibt, um nach dem Stoppen weiterzusprechen

In diesem Fall das Sprechen mit Pseudostottern nach dem Stoppen wieder aufnehmen und später mit der Prolongation, sobald diese erlernt wurde. Wenn nötig, wird aus der Wahrnehmung der Anspannung beim Stoppen auch erarbeitet, wie sich die Anspannung reduzieren lässt. Der Pullout wird also nachträglich zusammengefügt (siehe Kapitel 5.4.2 und 5.4.3).

Symptomanalyse und -registrierung fällt schwer, nur langsamer Lernzuwachs

Schwäche in geteilter Aufmerksamkeit/Monitoring → das Kind nicht frustrieren, nicht verbissen üben, sondern eingestreut in Übungen mit einem Schwierigkeitsgrad, die Erfolg garantiert. Unabhängig davon weiter zur Modifikation gehen. Dort ggf. Anpassung der Vorgehensweise an die Schwierigkeit des Monitorings. Frühzeitig mit Eltern und verordnender Ärztin über langsame Fortschritte sprechen.

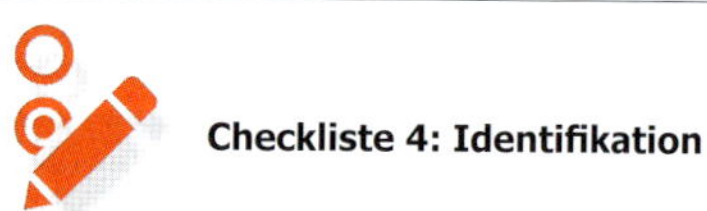

Mat_3.4_Checkliste

5 Modifikation

Die leitende Idee der Stottermodifikation ist es, sich aus Stotterereignissen befreien zu können und sie leichter zu machen. In dieser Therapiephase wird dem Kind und seinen begleitenden Eltern vermittelt, wie man die Kontrolle über das Stottern bekommen kann. Es handelt sich damit um eine funktionelle Arbeit. Sie besteht aus der Vermittlung der Sprechtechnik und der direkten Arbeit am Symptom. Dazu gehören aber auch auf der emotional-kognitiven Ebene die dafür benötigte Kontrollüberzeugung und das Gefühl von Selbstwirksamkeit.

Es können die drei folgenden lokalen Techniken vermittelt werden, also Techniken, die an einzelnen Wörtern ansetzen:

1. Die Prolongation (Preparatory Set) zur Vorbeugung eines Symptoms,
2. der Pullout, um sich aus dem Symptom zu befreien, und
3. das lockere Herausstottern als eine vereinfachte Form des Pullouts.

Gegen Ende der Therapie kann außerdem noch die globale Technik „Fühlsprechen" erarbeitet werden, um auch die Möglichkeit zur Verfügung zu stellen, durch eine taktil-kinästhetische und propriozeptive Selbstwahrnehmung der Artikulation vorübergehend das Sprechen zu verflüssigen. Fühlsprechen ist also keine Stottermodifikationstechnik, kann aber sinnvoll damit kombiniert werden (siehe Kapitel 5.4.4).

Voraussetzung für die Wirksamkeit aller Sprechtechniken ist eine korrekte Ausführung, ohne erhöhte Aufmerksamkeit auf den Ablauf und die korrekte Realisierung richten zu müssen. Dies ist notwendig, da die Wiedererlangung der Kontrolle selbst schon sehr viel Aufmerksamkeit bindet. Daher müssen Sprechtechniken ausreichend oft und in guter Qualität geübt werden. Die sichere unabhängige Selbstbeurteilung ist die Voraussetzung dafür, dass das Kind eigenständig üben und im Transfer in den Alltag Fehlerquellen bei der Umsetzung herausfinden und korrigieren kann. Präzise motorische Steuerungsprozesse unter Zeitdruck und emotionalem Stress fallen den meisten Menschen schwer. Es ist daher unrealistisch zu erwarten, dass Sprechtechniken in Situationen mit hohem Stress eingesetzt werden können. Kind und Eltern müssen lernen, dies zu akzeptieren und nicht als Versagen zu werten. Auf die Anwendung der Sprechtechniken in leichteren Stresssituationen kann das Kind mit denselben Übungsschritten wie in der Desensibilisierungsphase vorbereitet werden.

Da die Sprechtechniken sich deutlich vom normalen Sprechen unterscheiden, ist es für die meisten Kinder nicht selbstverständlich, sie im Alltag und vor allem vor Gleichaltrigen zu zeigen. Selbst wenn sie es versuchen, kann der dadurch ausgelöste emotionale Stress die Umsetzung der Sprechtechnik erschweren. Wenn Kinder nicht spontan versuchen, die Sprechtechniken im Alltag einzusetzen, bzw. wenn ihnen der Transfer in Alltagssituationen unangenehm ist, muss gegen den Zeitverlust durch die Techniken und gegen die Techniken selbst desensibilisiert werden. Um Ängsten vor negativen Bewertungen der Sprechtechniken durch Zuhörer vorzubeugen, kann die Therapeutin

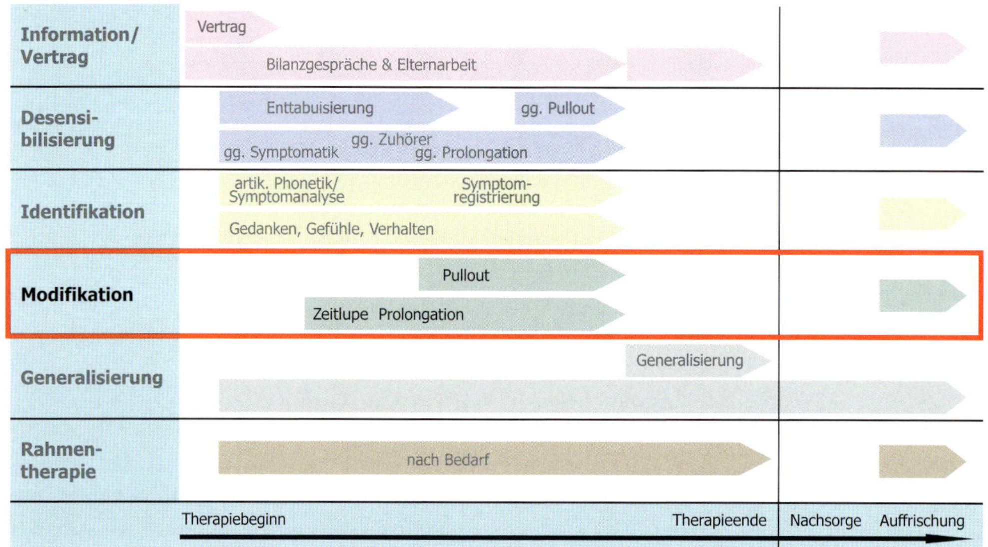

Abbildung 11: Standardvorgehen in der Modifikation mit Einbezug von Elementen anderer Phasen

In-vivo-Gesprächssituationen mit imitiertem Stottern und Technikeinsatz durchführen und im Anschluss die Gesprächspartner um eine Bewertung des Stotterns und der Techniken bitten (Mat_4.2.10_Umfrage Sprechtechniken). Hilfreich ist dabei vor allem die Aufklärung in der Schule und von Gleichaltrigen (Mat_2.1.10_Schulbesuch), um auf die Auffälligkeit der Sprechtechnik vorzubereiten. Eine Stunde mit einem anderen Stotternden, der die Technik anwendet und berichten kann, ist ideal. Das Kind kann ihm selbst Fragen stellen und wird darauf vorbereitet, was es im späteren Verlauf selbst noch erlernen wird.

5.1 Einbezug von Elementen aus anderen Therapiephasen

Während der Modifikationsphase werden Desensibilisierung (vor allem gegen Techniken) und Identifikation (vor allem Symptomregistrierung) fortgeführt (Abbildung 11). Die Generalisierung von Verhaltensweisen, die ausreichend gut erarbeitet sind, läuft immer parallel.

Wenn bei einem Kind das Pseudostottern schon auf Wortebene konsequent zum Kontrollverlust führt und/oder eine Kommunikation aufgrund des Schweregrades der Symptomatik nicht möglich ist, wird die Erarbeitung von Sprechtechniken so früh wie möglich begonnen (Abbildung 7, Abbildung 8). Minimalvoraussetzung ist hierbei die Fähigkeit zur taktil-kinästhetischen und propriozeptiven Wahrnehmung sowie bewussten Steuerung von Artikulationsbewegungen, wie sie in der artikulatorischen Phonetik erlernt wird. Die Fähigkeit zur Selbstwahrnehmung von Stotterereignissen und ihrer Qualität kann parallel erarbeitet werden.

5.2 Voraussetzungen

Das Kind beherrscht die artikulatorische Phonetik und kann die Art und Qualität eigener Symptome benennen. Die Symptomanalyse ist weitestgehend gelassen möglich. Die Fähigkeit zur Symptomregistrierung muss noch nicht sicher gelingen, wie auch das Stoppen noch nicht erarbeitet sein muss. Bezüglich der Symptomatik können Anstrengungsverhalten und Mitbewegungen noch anwesend sein, jedoch sollte das sprachliche Vermeideverhalten deutlich reduziert sein.

5.3 Ziele

1. Das Kind führt die erlernten Sprechtechniken sicher aus, ohne erhöhte Aufmerksamkeit auf den Ablauf und die korrekte Realisierung richten zu müssen.
2. Das Kind kann die Qualität eingesetzter Sprechtechniken sicher und unabhängig beurteilen und damit eigenständig und im Alltag Fehlerquellen bei der Umsetzung herausfinden und korrigieren.
3. Das Kind wendet die Sprechtechniken auch in Situationen mit (leichtem) Stresserleben an.
4. Das Kind akzeptiert, dass sich die Sprechtechniken bei zu hohem Stress nicht mehr einsetzen lassen.
5. Das Kind steht zur Auffälligkeit der Sprechtechnik(en).

5.4 Vorgehensweise

Abhängig von den Fähigkeiten und Vorlieben eines Kindes können unterschiedliche Techniken erarbeitet oder auch weggelassen werden. Auch wenn die meisten Kinder Prolongation und Pullout erlernen, ist zu Beginn der Modifikation zu reflektieren, welche Technik für das betreffende Kind geeignet ist.

Auswahl Technik(en)

Man versucht bei jedem Kind, die Prolongation zu erarbeiten. Wenn diese erarbeitet werden konnte, steht die Entscheidung an, ob sie die einzige Technik bleiben soll oder ob der Pullout angebahnt wird.

Eine Beschränkung auf die Prolongation kann ausreichen,

- wenn sich in der Spontansprache in allen Lebensbereichen nur sehr kurze lockere Symptome zeigen, die meistens nicht registriert und auch nicht als unangenehmer Kontrollverlust erlebt werden, und bei denen der Pullout aufwändiger wäre als das Symptom selbst.
- wenn Symptome schon vor ihrem Auftreten bemerkt werden und durch Prolongationen abgefangen werden können (Vorbeugung).

Wenn die Prolongation abgelehnt wird oder aus sprechmotorischen Gründen nicht gelingt und das Kind Pseudostottern bevorzugt, wird der vereinfachte Pullout, das lockere Herausstottern, erarbeitet.

Der Pullout bzw. das lockere Herausstottern wird in jedem Fall eingeführt, wenn sich in der Spontansprache Symptome zeigen, die länger als ½ Sekunde und angestrengt sind oder als unangenehmer Kontrollverlust erlebt werden. Hintergrund ist, dass der Pullout bzw. das lockere Herausstottern lockerer und oder kürzer sind als die Symptome

Tabelle 6: Zeitliche Abfolge der Modifikation (für Erarbeitung aller Techniken)

Dauer in TE	Inhalt	Vorgehen
fakultativ	Zeitlupe in sinnlosen Silben	• Zielsetzung und Begründung • Ggfs. grobmotorische Vorübung • Lernen am Modell mit phonetisch geeignetem Übungsaufbau • Ggfs. Fehleranalyse (bei ausgeprägten Fehlern)
variabel	Prolongation	• Fehleranalyse • Training in linguistischer und situativ-emotionaler Hierarchie • Tägliche „Aufwärmübungen" zur Automatisierung • Desensibilisierung gegen Prolongationen
variabel	Pullout	• Erarbeiten des Stoppens und Einfrierens (oder Aufgreifen aus der Symptomregistrierung) • Kombination der Teilschritte zum Pullout • Fehleranalyse • Training am Pseudosymptom in linguistischer und situativ-emotionaler Hierarchie • Transfer auf echte Symptome
variabel	Lockeres Herausstottern	• Vereinfachter Pullout als Alternative

Tabelle 7: Erarbeitung der Zeitlupe und Prolongation – phonologische Kriterien

Reihenfolge der Lautgruppen	Aktivität	Laute
Labial (dehnbar, gut sichtbar)	Verlangsamter Übergang vom Konsonanten zum Vokal	/f/w/m/
Lingual/Nasal (übrige dehnbare Laute)		/s/sch/j/l/n/r/
Labial (Plosiv, gut sichtbar)		/p/b/
Lingual, erst vorne, dann hinten (übrige Plosive)		/t/d/k/g
Glottal (Vokale, Umlaute, Diphthonge)	Weicher Stimmeinsatz	/a/e/i/o/u/ö/ä /ü/au/eu/ai
Aspirant	Direkt in den Stimmeinsatz gehen	/h/
Cluster	Verlangsamter Übergang von Laut zu Laut bis in den Vokal, ggf. später auch nur vom letzten Konsonanten des Cluster in den Vokal hinein	

und mit einem besseren Kontrollgefühl einhergehen. Dementsprechend ist bei der Entscheidungsfindung wichtig zu klären, wie lange die Symptome im Alltag andauern und wie locker sie sind. Häufig bewirkt der Einsatz von Pseudostottern und Prolongationen eine deutliche Reduktion von Häufigkeit, Dauer und Anstrengung der Symptome. In diesem Fall gilt es abzuwägen, ob nicht der Einsatz von Pullouts aufwändiger und die Kommunikation belastender ist als ein gut desensibilisiertes, akzeptables Reststottern. Andererseits bestehen jetzt die besten Voraussetzungen, den Pullout zumindest am Pseudosymptom einmal gelernt zu haben. Das Kind wird an dieser Entscheidungsfindung beteiligt, denn bei ausreichender Motivation bzw. als Vorbereitung auf eine mögliche Zunahme der Symptomatik kann der Pullout dennoch eingeführt und geübt werden.

Der zeitliche Ablauf und Umfang der Modifikationsphase hängt dementsprechend davon ab, welche Techniken erarbeitet werden. In Tabelle 6 wird die Reihenfolge dargestellt, wenn alle denkbaren Techniken trainiert werden.

5.4.1 Prolongation

Als Vorübung für die Prolongation beginnt man mit der Zeitlupe (Sandrieser & Schneider, 2015, in Vorbereitung; Zückner, 2024). Sinnlose Silben werden mit zeitlupenartiger Verlangsamung der Artikulationsbewegungen gesprochen. Je nach Kind kann diese Vorübung unterschiedlich ausführlich ausfallen. Manche Kinder können die verlangsamte Bewegung und den weichen Stimmeinsatz spontan vom Modell der Therapeutin übernehmen und auf unterschiedliche Lautgruppen anwenden. Dann entfällt die Zeitlupe und man kann direkt zur Prolongation auf Wortebene weitergehen. Anderen Kindern fällt die verlangsamte Bewegungssteuerung sehr schwer. Hier wird die Zeitlupe systematisch erarbeitet.

Die Erarbeitung folgt phonetischen Prinzipien, wie sie in Tabelle 7 dargestellt sind. Dabei wird eine Lautgruppe nach der anderen durchgenommen. Wenn sich zeigt, dass die erste Lautgruppe (sichtbar, dehnbar) unerwartet schwerfällt, kann man testen, ob Plosive dem Kind leichter fallen (da sie deutlicher zu spüren sind). Ist das Prinzip einmal verstanden, fällt vielen Kindern die Übertragung auf andere Lautgruppen leicht.

Gegenüber dem Kind und den Eltern wird das Vorgehen mit der Geschichte von den kleinen Boten erklärt und anschaulich dargestellt (Mat_4.1.1_Elterninformation Modifikation, Mat_4.1.3_Information Kind Modifikation, Mat_4.1.4_Einführung Prolongation, Mat_4.1.2_Elterninformation Prolongation, Mat_4.1.5_Visualisierungen Prolongation).

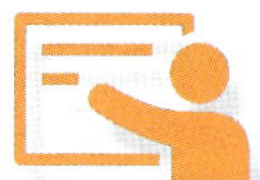

Kleine Boten-Metapher

„Beim normalen Sprechen arbeitet die Sprechkommandozentrale vollautomatisch. Wir müssen über nichts nachdenken, die Worte kommen wie von selbst, die Boten werden automatisch zur rechten Zeit an die richtige Stelle geschickt. Aber beim Stottern macht die Sprechkommandozentrale Fehler und schickt die klei-

nen Boten aus Versehen in falsche Richtungen oder zur falschen Zeit los. Also muss die Automatik vorübergehend abgeschaltet werden. Die Zeitlupe und später die Prolongation ermöglicht, dass die Kommandozentrale die kleinen Boten bewusst und fehlerfrei losschickt. Dafür muss alles eine Zeit lang etwas langsamer geschehen, sonst verliert die Kommandozentrale doch wieder die Kontrolle."

Zur Veranschaulichung demonstriert die Therapeutin ein Symptom und die Anwendung von Prolongation und Pullout und betont, dass die Zeitlupe nur eine Vorübung dafür ist. Kinder, die auf völlig unauffällige Sprechtechniken gehofft haben, sind enttäuscht, dass ihr Sprechen nach der Therapie nicht völlig normal klingen wird. Im Sinne von Erlaubnisarbeit und antithetischem Verhalten wird dem Kind gegenüber Verständnis dafür gezeigt, die Enttäuschung verbalisiert, aber auch der Effekt beschrieben, dass bei vielen Kindern die Symptomatik dadurch seltener und kürzer wird, dass es ein gutes Gefühl ist, sein Stottern kontrollieren zu können und dass es wieder die schon bekannten Mutproben gibt, um sich daran zu gewöhnen. Auch die Prolongationen, die die Therapeutin nach entsprechender Vereinbarung mit dem Kind wiederholt in ihre Spontansprache einfließen lässt, tragen zur Gewöhnung bei.

Erarbeitet wird die Zeitlupe zunächst durch spontanes Vor- und Nachmachen von sinnlosen Silben (Mat_0.3_Items Silben- und Wortebene, Mat_0.10_Go-Training). Die Therapeutin kann dabei eine Handpuppe nutzen, die neben vielen richtigen Versuchen verschiedene Fehler macht, die denen des Kindes ähneln und die von der Therapeutin korrigiert werden. In den Versuchen des Kindes achtet sie auf richtige Aspekte und verstärkt diese. Nun zeigt die Therapeutin (oder die Handpuppe) neben überwiegend richtigen Versuchen vereinzelt Fehler und das Kind registriert, analysiert und korrigiert diese (Mat_4.1.7_Fehleranalyse Prolongation). Beim Rollentausch kann die Therapeutin beabsichtigte und ungewollte Fehler des Kindes korrigieren. Am Schluss bewertet das Kind sich selbst und korrigiert sich bei Bedarf (Feedback geben und sofort verstärken!). Wenn das Kind die Zeitlupe innerhalb einer Lautgruppe prinzipiell richtig realisiert (Perfektion ist hier noch nicht erforderlich), werden die erarbeiteten Silben innerhalb von sinnvollen Wörtern aufgegriffen und somit die Prolongation eingesetzt.

Wenn die Eltern mit dem Kind Hausaufgaben machen, wird geklärt, wie sie Feedback geben und verstärken können. Langfristig geht es um die Etablierung von Aufwärmübungen wie beim Sport. Übungs-CDs und Spiele auf Lautebene unterstützen die Hausaufgaben (Kuckenberg & Zückner, 2024).

Der Übergang von der Zeitlupe (sinnlose Silben) zur Prolongation (sinnvolles Wortmaterial) ist fließend. Für viele Kinder behält man den Begriff Zeitlupe bei oder verwendet andere Wörter wie „Zauberwörter", „Rutschbahn" oder „Kaugummiwörter" etc. (Mat_4.1.5_Visualisierungen Prolongation), da es für Kinder oft schwer ist, das Wort Prolongation korrekt auszusprechen.

Da die Prolongation direkt das Sprechen verflüssigt, ist die Versuchung bei Eltern groß, von ihrem Kind zu erwarten, dass sie in jeder Äußerung prolongieren. Daher wird mit Eltern und Kind ein Vertrag über die Hausaufgaben geschlossen, in dem die Einsatzzeiten und Grenzen klar definiert sind (Mat_4.1.9_Hausaufgaben Prolongation).

Bei der Prolongation wird genauso wie bei der Zeitlupe nur der Übergang zum Vokal verlangsamt. In der Regel wird die erste Silbe eines Wortes oder Teilwortes prolongiert. D. h. im Wort „Wassermelone" kann sowohl „**W a** ssermelone" als auch „Wasser**m e** lone" prolongiert werden. Es wird dieselbe phonetische Reihenfolge angewendet, mit der das Kind die Zeitlupe gelernt hat (Mat_0.3_Items Silben- und Wortebene). Wenn nötig unterstützt die Therapeutin das Kind bei der Ausführung der Prolongation anhand für das Kind passender Hilfestellungen (Tabelle 8). Bei der Erarbeitung erfolgt die Beurteilung anfangs immer sofort nach dem prolongierten Wort. Auch hier wird mit einer Fehleranalyse gearbeitet, damit keine Fehler eingeübt werden. Es ist viel aufwändiger und frustrierender, eingeschliffene Fehler in

Tabelle 8: Hilfen für Zeitlupen und Prolongationen

Hilfe	Vorgehen	Material
Modell	Therapeutenmodell Kind gibt sich selbst Modell	Video-/Audio-Aufnahmen, in denen das Kind die richtige Technik demonstriert
Lautunterstützende Bewegungen, Intentionshilfen	• Zauberschnecke, die Zauberwörter mit einer weichen Bewegung verlangsamt spricht • weiche Handbewegung die das Gleiten über eine Rutschbahn nachahmt • Zeitlupe grobmotorisch ausführen (gehen etc.) • Daumen und Zeigefinger öffnen sich langsam nach einem ganz zarten Kontakt = Analogie zur Bewegung der Artikulatoren bei Konsonanten	Schnecke (Folkmanis-Puppe)
Hilfen für weichen Stimmeinsatz	• weiche Handbewegung • Vorstellungshilfe „ein Tier trösten, ein Fell streicheln" • Vorstellungshilfe Sirene: „Wer kann den leisesten Ton machen und dann lauter werden?"	Kuscheltier, Fell
„Biofeedback"	• Daumen unter dem Kiefer, Finger am Jochbein: Kieferöffnung spüren. • Finger an Ober- und Unterlippe, um den Öffnungsgrad der Lippen zu spüren • Selbstbeobachtung im Spiegel/Video	Spiegel/Video Mat_4.1.6_Biofeedback
Artikulatorische Phonetik	Analyse der Bewegungsabläufe, z. B. • An welchem Artikulationsort geht die Bewegung los? • Wie fühlt sich die Öffnung zum Vokal an?	Mat_3.1.3_Artikulatorische Phonetik – Aufbau Mat_3.1.4_Artikulatorische Phonetik – Visualisierungen
Fehleranalyse	Bewusst vom Partner gemachte Fehler erwischen und korrigieren	
Rolle des Lehrenden	Kind vermittelt Zeitlupe an Eltern	Mat_0.10_Go-Training
Erinnerungshilfen	Gegenstände als visuelle Erinnerung an die Bewegung	Mat_4.2.13_Erinnerungshilfen Pullout und Prolongation

der Prolongation nachträglich zu korrigieren, als von vorneherein auf eine gute Qualität zu achten.

Ungeeignete Hilfen

Bei der Erarbeitung der Prolongation vor initialen Konsonanten sollte niemals ein vorgeschaltetes /m/, /n/, oder /ng/ oder eine bewusste Ein- oder Ausatmung als Hilfe angeboten werden! Gleiches gilt bei initialen Vokalen für ein /h/ oder eine bewusste Ein- oder Ausatmung! Beide vermeintlichen Hilfen beinhalten die Gefahr, dass sich daraus neue Auffälligkeiten entwickeln.

Wenn diese Hilfen vom Kind spontan eingesetzt werden, kann die Fehleranalyse zur Prolongation (Mat_4.1.7_Fehleranalyse Prolongation) hilfreich sein.

Geübt wird wie bisher mit linguistisch und situativ-emotional strukturiertem Material (Mat_0.1_Sprechanlässe – Vorüberlegungen, Mat_0_Übergreifendes Material). Fortschritte im hierarchischen Übungsaufbau können mit der Abbildung einer Leiter veranschaulicht werden (Mat_4.1.8_Prolongations-Leiter).

Die Therapeutin modelliert in ihrer Spontansprache konsequent Prolongationen. Sobald Prolongationen auf Satzebene beherrscht werden, werden sie nach denselben Methoden desensibilisiert wie in der Desensibilisierungsphase beschrieben. Hierbei liegt der Fokus auf den befürchteten Zuhörerreaktionen und dem Zeitverlust. In den Übungen kann per Zufallsprinzip (würfeln) immer wieder eine Aufgabe mit Prolongation, Pseudostottern oder ohne jeden Technikeinsatz (offenes Stottern) vorkommen.

Prolongation

Mat_0_Übergreifendes Material
Mat_0.1_Sprechanlässe – Vorüberlegungen
Mat_0.3_Items Silben- und Wortebene
Mat_0.10_Go-Training
Mat_2.1.10_Schulbesuch
Mat_3.1.3_Artikulatorische Phonetik – Aufbau
Mat_3.1.4_Artikulatorische Phonetik – Visualisierungen
Mat_4.1.1_Elterninformation Modifikation
Mat_4.1.2_Elterninformation Prolongation
Mat_4.1.3_Information Kind Modifikation
Mat_4.1.4_Einführung Prolongation
Mat_4.1.5_Visualisierungen Prolongation
Mat_4.1.6_Biofeedback Prolongation
Mat_4.1.7_Fehleranalyse Prolongation
Mat_4.1.8_Prolongations-Leiter
Mat_4.1.9_Hausaufgaben Prolongation
Mat_4.2.10_Umfrage Sprechtechniken
Mat_4.2.13_Erinnerungshilfen Pullout und Prolongation

5.4.2 Pullout

Wie oben bereits beschrieben besteht der Pullout aus zwei Bestandteilen. Der Erste ist das Stoppen und Einfrieren der Artikulationsbewegung (Freezing), um die Kontrolle zu erlangen, und der Zweite die Prolongation als kontrollierter Sprechbeginn, um dem Konsistenzeffekt vorzubeugen (Wiederauftreten von Stottern an derselben Stelle wie vorher, Natke & Kohmäscher, 2020). Anhand unterschiedlicher Geschichten kann dem Kind und den Eltern die Wirkweise erklärt werden (Mat_4.2.1_Elterninformation Pullout, Mat_4.2.2_Metaphern Pullout, Mat_4.2.3_Visualisierungen Pullout).

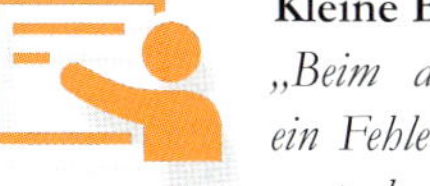

Kleine Boten-Metapher

„Beim automatischen Sprechen ist ein Fehler in der Sprechkommandozentrale aufgetreten. Die Boten rennen wild durcheinander, nichts geht mehr weiter, es herrscht große Aufregung. Damit das Chaos nicht endlos weitergeht, muss die Automatik möglichst schnell abgeschaltet werden. Stopp! Beim Stoppen wird erst mal Ruhe und Ordnung in der Sprechzentrale geschaffen, bevor die Boten wieder losgeschickt werden können. Und weil die noch ganz verwirrt sind, muss das ganz langsam und bewusst, eben mit einer Prolongation geschehen. Sonst besteht die große Gefahr, dass gleich wieder das Chaos ausbricht."

„Autopilot"-Metapher (Starke, o.J.)

„Wenn wir sprechen, müssen wir normalerweise nicht darüber nachdenken, was unser Mund als Nächstes tun soll. Das funktioniert nur, weil unser Sprechen ganz automatisch und von allein abläuft. Das lässt sich mit dem Autopiloten eines Flugzeuges vergleichen. Der steuert das Flugzeug bei ruhigem Wetter und der Pilot kann in Ruhe aus dem Fenster schauen und braucht nichts zu tun. Wenn aber ein Sturm kommt oder eine schwierige Landung, dann schafft der Autopilot das nicht. Es wird auf Handsteuerung umgestellt und der Pilot steuert selbst. Genauso ist es, wenn du beim Sprechen in einen Stottersturm kommst. Damit du da möglichst schnell heil rauskommst brauchst du die ‚Handsteuerung'. Das sind entweder ‚Prolongation', ‚Pullout' oder ‚Locker Herausstottern'. Und wenn der Stottersturm vorbei ist, kann dein Autopilot wieder die Steuerung übernehmen und du sprichst ganz normal weiter."

Die Einführung des Pullouts geschieht am Pseudosymptom als sogenannter Pseudo-Pullout. Die Problemstellung eines Symptoms kann mit einem Stock, der das Wort symbolisiert, dargestellt werden (Mat_4.2.3_Visualisierungen Pullout). Dieser wird mit einer Hand, welche die Artikulatoren darstellt, festgehalten (Stottersymptom). Das Kind soll nun Lösungsideen entwickeln, wie der Stock aus der festhaltenden Hand freikommen kann und seine Ideen auf das Sprechen übertragen.

Als gute Alternative dient die „Chinesische Fingerfalle", auch „Mädchenfänger" genannt, ein online bestellbarer Scherzartikel bestehend aus einer geflochtenen Röhre aus Bast oder Kunststoff. Schiebt man von beiden Seiten einen Finger hinein, sind diese gefangen und können mit Gewalt oder schnellen Bewegungen nicht mehr befreit werden. Die Falle zieht sich vielmehr immer fester zu. Erst wenn man den Versuch aufgibt, loszukommen und die Finger in der Röhre aufeinander zubewegt, lassen sie sich langsam und behutsam befreien. Bezogen auf das Ankämpfverhalten wird so deutlich, dass es darum geht, das Gegenteil zu tun von dem, was man intuitiv getan hätte.

Im gemeinsamen Ausprobieren werden die drei Elemente

1) Stoppen,
2) Warten bis sich die Anspannung löst und
3) Weitersprechen mit einer Prolongation

erarbeitet und analog mit einer Ampel visualisiert (Mat_4.2.3_Visualisierungen Pullout). Nun werden die benötigten Teile je nach Fähigkeiten und Schwierigkeiten des Kindes vertieft geübt und kombiniert. Kinder, die sehr gut am Modell lernen oder eine schnelle Auffassungsgabe haben, können den Pseudo-Pullout gleich in seiner ganzen Abfolge erarbeiten und üben. Wenn dem Kind einzelne Schritte schwerfallen, werden sie separat geübt und anschließend zum vollständigen Pullout kombiniert.

Unbearbeitete längere Stottersymptome laufen nach einem Muster ab, das nicht oder kaum kontrollierbar scheint. Daher geht es darum, den Ablauf dieses Musters zu unterbrechen. Ein allererster Erarbeitungsschritt der Musterunterbrechung war, bei der Symptomregistrierung im Symptom auf den Ereigniszähler zu drücken. Die eigentliche Musterunterbrechung geschieht aber im Stoppen des Symptoms.

Das Stoppen besteht aus drei Schritten:

1. Registrieren des Symptoms
2. Stoppen des Sprechversuchs
3. Pause unter Beibehaltung der Artikulationsstellung, die mit einer Reduktion der Anspannung einhergeht (Freezing, Van Riper, 2006) bis sich das Gefühl einstellt, das Sprechen wieder kontrollieren zu können.

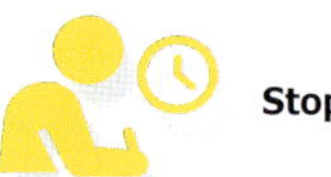

Stoppen

Das Stoppen kann bereits in Verbindung mit der Symptomregistrierung während der Identifikation erarbeitet werden. Die Therapeutin schätzt nach dem Verlauf der bisherigen Therapie ein, ob das Kind in der Lage ist, die Übungen zum Stoppen auszuhalten, ohne danach mit einer Prolongation oder Pseudostottern weitersprechen zu können. Falls das Kind hier besonders belastet wirkt, ist es sinnvoller, zuerst die Prolongation einzuführen und dann das Stoppen. Wenn mit dem Stoppen begonnen wird und die Prolongation schon zur Verfügung steht, kann sehr schnell direkt der Pullout angebahnt werden.

Inhibitory Control

Das Stoppen einer bereits eingeleiteten Bewegung oder Handlung (inhibitory control) ist eine besondere Herausforderung, die vielen stotternden Kindern in Stopp-Signal-Aufgaben schwerer zu fallen scheint als Nichtstotternden (Eggers, Nil & van den Bergh, 2013). Ob das auch auf das Stoppen bei Symptomen übertragbar ist, kann bis jetzt noch nicht gesagt werden.

Damit das Kind weiß, warum das Stoppen geübt wird, greift die Therapeutin die visuelle Darstellung des Pullouts mit seinen verschiedenen Phasen wieder auf (Mat_4.2.3_Visualisierungen Pullout). Da nicht alle Kinder sofort Zugang dazu finden, sich in einer intendierten Handlung zu stoppen, sind manchmal vorbereitende nichtsprachliche Übungen erforderlich, deren Lernerfahrung dann zunächst auf Pseudosymptome übertragen wird (Tabelle 9). So werden die drei Schritte des Stoppens erarbeitet und geübt. Für das Stoppen im Pseudo-Symptom gibt man sich gegenseitig ein Signal.

Wichtig ist, dass man beim Unterbrechen des Sprechversuchs nicht einfach den Mund schließt und sofort neu beginnt. Das Risiko, dass dann das Stotterereignis gleich wieder auftritt, ist viel zu groß (Konsistenzeffekt, Natke & Kohmäscher, 2020). Die Dauer, für die das Sprechen angehalten wird, variiert in den Übungen. Um gegen diesen Zeitverlust zu desensibilisieren, kann man sich gegenseitig „verzaubern". Der Zauber ist erst zu Ende, wenn

Tabelle 9: Vorgehen bei der Erarbeitung des Stoppens

Inhalt	Vorgehen	Material
Vorbereitende Übungen	Einführung des frühestmöglichen Stoppens und Einfrierens	• Spiel „Hexenstopp" • Mat_4.2.4_Stoppen
Stoppen erarbeiten	im Pseudosymptom im echten Symptom	• Spiel „Verzaubern" mit Zauberstab
	jeweils Beibehalten (Einfrieren) der Artikulationsstellung und Wahrnehmung der Anspannung	• Artikulatorische Phonetik • Spannung darstellen: Gas-Bremse, Softball drücken
	Reduzieren der Spannung beim Einfrieren	• Vorstellung einer gelassenen Körperhaltung • schmelzender Schneemann, Mat_4.2.3_Visualisierungen Pullout
Stoppen üben	ausreichend lange Symptome provozieren	• Anspruchsvolle Sprechsituationen • Wettspiel: Wer stoppt zuerst?

ein Signal gegeben wird. Kinder haben hier großen Spaß, die Therapeutin lange „zappeln" zu lassen.

In der Pause, die entsteht, soll die Anspannung auf eine Nutzspannung reduziert werden. Das Gefühl dafür kann in Anlehnung an die Progressive Muskelentspannung (Jacobson, 2011) durch die Variation von An- und Entspannung erarbeitet werden. Man kann auch versuchen, innere Ruhe und Gelassenheit herzustellen und die Anspannung auf diese Weise zu senken. Hierzu kann man mit dem Kind auf die Suche gehen nach einer Situation, in der es Ruhe und Gelassenheit erfahren oder bei jemand anderem (auch im Film o. ä.) beobachtet hat. Die Erinnerung kann wachgerufen werden und die betreffende Körperhaltung eingenommen und nachgespürt werden. Das hilft Kindern, die es nur schwer aushalten, warten zu müssen, bis sie weitersprechen dürfen. Geduld und Frustrationstoleranz sind nötig. Es muss deutlich bewusst gemacht werden, dass mit dem Stoppen zum ersten Mal das Symptom kontrolliert werden kann, also eine erste, wenn auch noch nicht so elegante Alternative zum hilflosen „Durchstottern" besteht. So kann das Gefühl von Selbstwirksamkeit unterstützt werden.

Die bewusste Unterbrechung des Redeflusses durch das Stoppen ist das Gegenteil des Ideals vom flüssigen Sprechen und wird möglicherweise als „uncool" empfunden. Sie muss daher sowohl geübt als auch desensibilisiert werden.

Nun werden zunächst auf Wortebene am Pseudo-Symptom die Elemente Stoppen, Einfrieren und Prolongation (oder ggf. das lockere Herausstottern) kombiniert (Tabelle 10). Hierfür demonstriert die Therapeutin zunächst den Ideal-Pullout mit geeigneten Symbolen für die Teilschritte. Dann zeigt sie vereinzelt Fehler. Das Kind registriert, analysiert und korrigiert diese. Dann erfolgt ein Rollentausch. Am Ende bewertet und korrigiert das Kind sich selbst. Sofort nach dem korrigierten Wort wird dem Kind Feedback gegeben und jeder positive Aspekt verstärkt (Mat_4.2.5_Fehleranalyse Pullout).

Rolle der Eltern

Bevor die Eltern die neue Technik mit dem Kind zu Hause üben dürfen, muss sichergestellt sein, dass sie die Kriterien sicher beurteilen können, ein aufbauendes Feedback geben können und dass sie sich an die vereinbarten Übungsvorschriften halten. Da der Pullout die von ihnen lang erwartete Technik ist, besteht die Versuchung, sie zu viel und ungeduldig mit dem Kind zu üben und sie zu früh in der Spontansprache zu erwarten. Das kann zu Überforderung, Frustration und dem Verlust der Therapiemotivation führen.

Da die Eigenverantwortung des Kindes gerade beim Pullout wichtig ist, legt eine sorgfältige Vertragsarbeit mit den Eltern fest, inwieweit sie Hausaufgaben unterstützen und zum Üben anhalten dürfen. Das Kind darf sehr wohl selbständig mit dem Transfer auf das echte Symptom experimentieren, die Eltern dürfen jedoch nicht dazu auffordern, die Technik auf echtes Stottern anzuwenden (Mat_4.2.12_Hausaufgabenvertrag Pullout). Das wäre während der Erarbeitung des Pseudo-Pullouts eine Überforderung. Kinder, die den Transfer auf eigene Faust versuchen, sollte man ermutigen („was du selbst herausgefunden hast, ist besonders wirksam"), ihnen jedoch auch gleichzeitig vermitteln, dass es Zeit und Geduld braucht, bis man das Kontrollgefühl herausgefunden hat. Das ist vor allem wichtig bei den Kindern, die nur noch selten längere und angestrengte Symptome erleben und die in der Therapie fast ausschließlich flüssig sprechen.

Sobald der Pseudo-Pullout qualitativ gut beherrscht wird, wird er in den üblichen Trainingshierarchien stabilisiert und desensibilisiert. Fortschritte können mit der Abbildung einer Leiter veranschaulicht werden (Mat_4.2.7_Pullout-Leiter). Treten in Übungen mit dem Pseudo -Pullout echte Symptome auf, werden diese genutzt, um den Transfer auf echte Symptome zu versuchen. Zur besseren Automatisierung werden nach Möglichkeit zuhause kurze tägliche Übungen etabliert. In den Übungen während der Therapie werden die Erinnerungshilfen zunehmend ausgeblendet. Wenn spontane Pullouts berichtet oder beobachtet werden, ist das Anlass für große Anerkennung.

Bei den Übungen zum Pseudo-Pullout in immer anspruchsvolleren Übungen wird die Bereitschaft des Kindes beobachtet, die (Sprech-) Handlung zu unterbrechen. Wie gut erträgt es den Zeitverlust durch die Technik? Versucht es, die Pause immer kürzer zu machen und die Prolongation zunehmend schneller durchzuführen? Dann wird es für jedes Einhalten der vereinbarten Pausendauer (Mat_4.2.9_Desensibilisierung Pullout) besonders verstärkt.

Tabelle 10: Vorgehen beim Pullout

Inhalte	Vorgehen	Material
Kombination der Einzelschritte zum Pullout	• Symbole für zeitliche Abfolge und Kriterien • Therapeutin macht die Technik vor • Kind stoppt die Therapeutin so schnell wie möglich (z. B. Berührung mit einem Zauberstab, Stopp-Kelle eines Polizisten, Stopp-Schild, Ampel auf Rot) • Kind beobachtet, ob die Therapeutin jeden Schritt berücksichtigt und gut ausführt • sich wechselseitig zu jedem Schritt anleiten	Mat_4.2.3_Visualisierungen Pullout Mat_3.3.2_Symptomregistrierung – Kind Mat_4.2.2_Metaphern Pullout Mat_4.2.6_Pullout-Meister
Fehleranalyse	• Nur beobachtete Fehler des Kindes werden thematisiert.	Mat_4.2.5_Fehleranalyse Pullout
Übung mit steigender linguistischer und situativ-emotionaler Anforderung		Mat_0_Übergreifendes Material
Transfer auf das echte Symptom	• Desensibilisierung gegen den Pseudo-Pullout	Mat_0_Übergreifendes Material
Desensibilisierung gegen den Pseudo-Pullout	• Übungshierarchien (Mutleiter) • Befragung von Dritten zur Bewertung des Pullout im Vergleich zu Stottersymptomen	Mat_2.1.8_Mutleiter Mat_4.2.9_Desensibilisierung Pullout Mat_4.2.10_Umfrage Sprechtechniken
„Aufwärmübungen"	• Tägliche kurze Übungen von Pseudo-Pullout und Prolongation	Mat_4.2.11_Hausaufgaben-Pullout
Ausblenden von Erinnerungshilfen		Mat_4.2.13_Erinnerungshilfen Pullout und Prolongation

Bei der Desensibilisierung zeigt sich, wie unangenehm es das Kind empfindet, beim Pullout von Zuhörern beobachtet zu werden. Entsprechend werden Übungshierarchien zur Desensibilisierung durchgeführt. Dazu gehört, ein regelmäßiges Modell des Pullouts durch die Therapeutin zu vereinbaren. Als Vorbereitung für die Generalisierung in der Schule können bei einem Schulbesuch Information über die Techniken an Freunde, Mitschüler und Lehrer gegeben werden. In den Übungen sollte per Zufallsprinzip immer wieder eine Aufgabe mit Prolongation, Pseudostottern oder ohne jeden Technikeinsatz (offenes Stottern) vorkommen.

Beim Transfer auf das echte Symptom wird grundsätzlich genauso vorgegangen wie beim Pseudosymptom. Sobald ein Symptom bemerkt wird, wird gestoppt, unter Beibehaltung der Artikulationsstellung (Einfrieren) die Anspannung gelöst und sobald sich ein Kontrollgefühl einstellt mit der Prolongation weitergesprochen. Dabei kann die Therapeutin wie beim Pseudo-Pullout die einzelnen Teilschritte suggestiv anleiten.

Ein systematisches Üben des Pullouts am echten Symptom ist oft schwer, wenn die Kinder auch in vivo nur noch leichte und kurze oder gar keine Symptome mehr zeigen. Dann wird vereinbart, dass jedes Symptom, das in der Stunde auftaucht, bearbeitet werden soll. Feedback (Fremd- und Selbstbeurteilung) wird anfangs immer sofort nach einem bearbeiteten Wort gegeben, wobei die Vereinbarung getroffen wird, dass das Kind hierfür unterbrochen werden darf. In diesem Feedback wird zunächst der positive Aspekt hervorgehoben, sei er auch noch so klein! Wurde ein Symptom übersehen, stoppt die Therapeutin möglichst schnell nach dem Symptom und bittet das Kind, es noch einmal mit einem Pseudo-Pullout zu sprechen. Als Erklärung für das Kind können die Metapher vom „das Stottern wie einen Welpen erziehen" (Mat_3.3.2_Symptomregistrierung – Kind), die Autobahn-Metapher oder Radiergummi-Metapher dienen (Mat_4.2.2_Metaphern Pullout). Dieses Vorgehen entspricht im weitesten Sinne der Nachbesserung (Van Riper, 2006).

Nachbesserung

Die Nachbesserung (Cancellation) wird von Van Riper (2006) als Vorübung zum Pullout erarbeitet. Sie besteht aus drei Schritten:

1. Jedes Symptom wird zu Ende gestottert.
2. Pause und Vorbereitung auf die Prolongation
3. Prolongation, anschließend ohne Technik weitersprechen

Die Nachbesserung hat neben dem sprechmotorischen vor allem einen psychologischen Effekt, da sie sehr stark gegen den Einsatz von Techniken (Auffälligkeit, Zeitverlust) desensibilisiert.

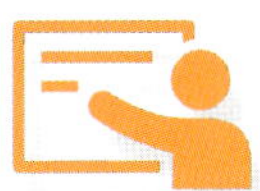

Autobahn-Metapher

„Die kleinen Boten müssen bei einem echten Stottern mühsam über krumme, steinige und anstrengende kleine Wege klettern mit Löchern, in denen man feststecken kann. Wenn sie den Pullout machen, wechseln sie auf einen glatten und sicheren Weg. Weil bisher noch keine kleinen Boten darauf gelaufen sind, ist der Weg anfangs noch ganz klein, eine kaum sichtbare, noch ein wenig holprige Spur im Gras. Aber jedes Mal, wenn die kleinen Boten den Pullout-Weg laufen, machen sie ihn größer und glatter. Sie gießen bei jedem Pullout ein wenig Teer auf den Weg, der dann von der Prolongation glatt gemacht wird. Und je öfter sie den Pullout-Weg teeren, desto glatter und breiter wird er, erst ein Feldweg, dann eine Straße und am Schluss eine Autobahn. Und je größer die Straße, desto einfacher haben es die kleinen Boten, desto leichter wird der Pullout. Und die alten löchrigen mühsamen Wege beim Stottern werden kleiner, je seltener Boten darauf laufen."

Pullout

Mat_0_Übergreifendes Material
Mat_0.1_Sprechanlässe – Vorüberlegungen
Mat_2.1.8_Mutleiter
Mat_3.3.2_Symptomregistrierung – Kind
Mat_4.2.1_Elterninformation Pullout
Mat_4.2.2_Metaphern Pullout
Mat_4.2.3_Visualisierungen Pullout
Mat_4.2.4_Stoppen Pullout
Mat_4.2.5_Fehleranalyse Pullout

Mat_4.2.6_Pullout-Meister
Mat_4.2.7_Pullout-Leiter
Mat_4.2.8_Ankervorstellungen Pullout
Mat_4.2.9_Desensibilisierung Pullout
Mat_4.2.10_Umfrage Sprechtechniken
Mat_4.2.11_Hausaufgaben Pullout
Mat_4.2.12_Hausaufgabenvertrag Pullout
Mat_4.2.13_Erinnerungshilfen Pullout und Prolongation

5.4.3 Locker Herausstottern

Das lockere Herausstottern ist eine vereinfachte Form des Pullouts, da das Sprechen nach dem Einfrieren nicht mit der Prolongation, sondern mit einem Pseudostottern wieder eingeleitet wird. Das lockere Herausstottern hat den Vorteil, dass es früh erarbeitet werden kann. Schließlich ist die Prolongation nicht die Voraussetzung dafür. Das Pseudostottern eignet sich, wenn es zu einer guten Sprechkontrolle führt und vom Kind gut akzeptiert wird, beliebter als die Prolongation ist oder wenn letztere sprechmotorisch zu anspruchsvoll ist.

Sobald nach dem Stoppen und während des Einfrierens das Gefühl entsteht, weitersprechen zu können, geschieht das mit einem kurzen Pseudostottern, bevor das „automatische Sprechen" wieder beginnen kann. Unabhängig von der Art des echten Symptoms werden am Besten Pseudo-Teilwortwiederholungen (K'....kakakartoffel) verwendet. Pseudo-Dehnungen (K'... kaaaartoffel) sind aus den oben genannten phonetischen Gründen schwieriger umzusetzen, bieten weniger Kontrolle und begünstigen die Entwicklung von Anspannung. Die Vorgehensweise bei der Kombination der Einzelschritte und bei der Übung bis hin zum Transfer in Alltagssituationen ist analog zum Pullout. Dort sind auch die entsprechenden Anleitungen zu finden (Mat_4.2.14_Locker Herausstottern).

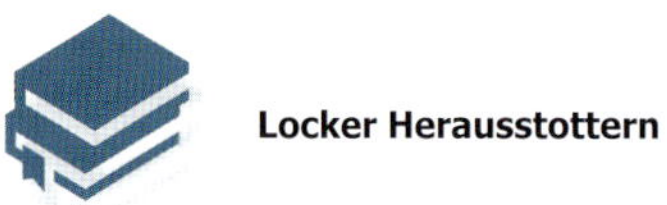

Mat_4.2.14_Locker Herausstottern

5.4.4 Fühlsprechen

Eine Reduktion der Symptomhäufigkeit ist vorübergehend möglich durch das propriozeptiv überwachte Sprechen von Van Riper (2006). Dies liegt in einer für Kinder modifizierten Form des „Fühlsprechens" (Mat_4.3_Fühlsprechen, Schneider, 2018) und für Erwachsene als das „Kinästhetisch Kontrollierte Sprechen" (KKS, Zückner, 2022) vor. Fühlsprechen gehört nicht zu den Stottermodifikationstechniken, kann aber sinnvoll damit kombiniert werden.

Auf der Basis der artikulatorischen Phonetik erarbeitet, handelt es sich um eine Sprechweise, die dem Stottern vorbeugt und – ähnlich dem Fluency Shaping – nicht lokal, sondern global auf das Sprechen angewendet wird. Ihr Einsatz wird von Zuhörern nicht herausgehört. Sie fordert ein hohes Maß an Aufmerksamkeit und kann daher nicht für unbegrenzte Dauer verwendet werden.

Indiziert ist es vor allem bei Kindern mit einer Polterkomponente. Nur bei diesen kann die Erarbeitung schon vor den Symptomlösetechniken erwogen werden.

Kinder mit häufigen leichten Symptomen, die zu kurz für die Anwendung einer Modifikationstechnik sind, können davon profitieren, wenn sie ausreichend gegen Kernsymptomatik und Zuhörerverhalten desensibilisiert sind. Ansonsten kann Fühlsprechen im Anschluss an die lokalen Sprechtechniken Prolongation und Pullout als zusätzliche Strategie vermittelt werden.

Das Prinzip ist, während des Sprechens bewusst die Berührung der Artikulatoren mit den Kontaktpunkten wahrzunehmen. Die Erarbeitung ist im Arbeitsblatt „Fühlsprechen" beschrieben (Mat_4.3_Fühlsprechen).

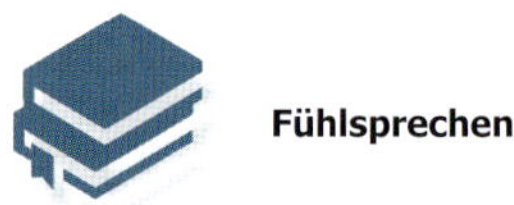

Mat_4.3_Fühlsprechen

5.5 Troubleshooting

5.5.1 Troubleshooting Prolongation

Motorische Mitbewegung

Häufig entsteht bei Zeitlupe und Prolongation spontan eine Mitbewegung, meist ein Vorbeugen des Kopfes, die möglichst früh verhindert/abgebaut werden muss, damit sie sich nicht unbewusst dauerhaft etabliert.

Bewusstmachung durch Video/Spiegel, bewusste Imitation (ggf. übertrieben) und im Kontrast dazu eine ganz kleine, bewusste Gegenbewegung in Form einer leichten Aufrichtung. Der Versuch, gar keine Mitbewegung zu machen, führt leicht zur Verkrampfung. Übung in stark motivierenden Spielen (z. B. Wettbewerbsspiele mit Punkteverlust bei Mitbewegungen – jede Mitbewegung ist, als ob man in einen Hundehaufen gestiegen wäre), Hausaufgaben erst, wenn die Mitbewegung nicht mehr auftritt. Ggf. Eltern einbinden zum häuslichen Feedback an das Kind.

Überartikulation

Bei übertrieben großen Artikulationsbewegungen hilft der Vergleich mit einem normal gesprochenen Wort mit Videofeedback oder vor dem Spiegel. Auch das Erfühlen einer angemessenen und übertriebenen Artikulationsweite kann genutzt werden (Mat_4.1.6_Biofeedback Prolongation).

Einsatz von /h/ vor den Stimmeinsatz

Bei der Erarbeitung der Prolongation niemals als Hilfe anbieten! → Gefahr, dass sich daraus Atemauffälligkeiten entwickeln. Bei spontanem Gebrauch rückmelden und weichen Stimmeinsatz im Vergleich erarbeiten.

Die Zeitlupe/Prolongation ist zu leise bzw. weist eine zu geringe Artikulationsweite auf

Anfangs ist es typisch, bei einer so komplexen sprechmotorischen Aufgabe leiser zu werden. Wenn die Lautstärke bei sicherer Beherrschung nicht zunimmt → Nutzen der Schallpegelmessung eines Aufnahmegerätes (Laptop, Smartphone) als Feedback. Auf gute Körperhaltung achten!

Kein Blickkontakt bei Einsatz der Prolongation

Auch hier ist es anfangs typisch, bei einer so komplexen Aufgabe keinen Blickkontakt zu halten. Erst wenn das Kind die Prolongation beherrscht, kann beobachtet werden, ob das Kind konsequent den Blickkontakt in Prolongationen abbricht → nur dann konkrete Arbeit am Blickkontakt während der Prolongation. Endziel ist nicht ein konsequenter, starrer Blickkontakt während jeder Prolongation, sondern der, pragmatisch einer Gesprächssituation angemessene, flexible Blickkontakt unabhängig vom Einsatz einer Prolongation.

Zeitlupe/Prolongation wird zu schnell und ggf. unpräzise realisiert

Feedback über oben genannte Hilfen, Desensibilisierung gegen Zeitverlust (Wettbewerb, wer die langsamste Prolongation schafft oder Extrapunkte für saubere Prolongationen/Punktabzug für schlechte).

Eltern erwarten Einsatz im Alltag

Hier ist die Motivation der Eltern anzuerkennen, jedoch birgt eine Überforderung des Kindes die Gefahr von Frustration und Therapieverweigerung → die Eltern brauchen eine entsprechende Information, ggf. mit Selbsterfahrungsanteilen, bei denen sie gebeten werden, im gesamten Elterngespräch konsequent zu prolongieren.

5.5.2 Troubleshooting Pullout

Schwierigkeit, das Symptom zu stoppen

Stoppsignal im Symptom – taktiles Signal (Zauberstab), akustisches Signal (Hupe, Halli-Galli-Klingel, Symptomzähler), optisches Signal (Rote Ampel, Stopp-Kelle o. ä.), Signal für „weiter" vereinbaren → herausfinden, welche Hilfe am besten hilft. Schrittweise die Hilfe wieder ausblenden.

Kontrollverlust beim Versuch der Prolongation

Hier muss man mit dem Kind zusammen erproben, welche Möglichkeit am ehesten hilft:

- pantomimisch stumme Vorwegnahme der Prolongation und erst im nächsten Schritt die richtige Prolongation mit Stimme
- stumme Vorwegnahme des Zielvokals, dann die richtige Prolongation
- isolierte Dehnung des ersten Lautes bevor der verlangsamte Übergang in den Vokal angesteuert wird
- auf die Kontaktstellen achten
- Vorwegnahme der Prolongationsbewegung nur in der Vorstellung (vergleichbar dem mentalen Training von Spitzensportlern)
- lautunterstützende Bewegung: während des Sprechens einen Softball o. ä. in der Hand halten. Sobald ein Symptom auftaucht den Ball zusammenpressen, in der Pause den Druck der Hände lösen, sobald der Druck gering genug ist die Prolongation starten
- lautunterstützende Bewegung für die Prolongation, z. B. aufeinandergelegte Daumen- und Zeigefingerkuppe, die sich langsam öffnen, Handbewegung zu Verdeutlichung des Rutschens über eine Rutschbahn.

Es treten kaum noch bearbeitbare Symptome auf

Zum Üben wird vereinbart, das Kind jederzeit unterbrechen zu dürfen, auch außerhalb der Übungen in der Stunde. Außerdem werden Sprechsituationen geschaffen, in denen die emotionale oder linguistische Anforderung so hoch sind, dass Symptome ausgelöst werden. Dadurch wird allerdings meist auch die Schwierigkeit erhöht, flexibel und schnell auf das Symptom mit Stoppen zu reagieren und in den „Bearbeitungsmodus" umzuschalten, so dass die Gefahr besteht, dass die Kinder einfach „durchstottern". Für diesen Fall vereinbart man schon vorher, dass dann sofort unterbrochen wird, um das Symptom zu imitierten und mit einem korrekt ausgeführten Pseudo-Pullout zu lösen. Es kann ansonsten nur an imitierten Symptomen geübt werden, bei denen das Kind versucht, so nahe wie möglich ans Erleben von echten Symptomen heranzukommen. Treten die zu bearbeitenden Symptome nur noch in der Schule auf, kann auch der Schwerpunkt zur Prophylaxe mit Prolongationen gewechselt werden. Ein Schulbesuch (falls nicht schon erfolgt) ist hier dringend anzuraten!

Symptomregistrierung gelingt nicht gut

Vorab ist zu klären, wie lang und angestrengt die Symptome im Alltag und in der Sitzung sind → Wenn die Symptome sehr kurz und unauffällig sind, kann es sein, dass sie aufgrund einer guten Desensibilisierung nicht mehr registriert werden. Dann abwägen, ob man auf der Symptomregistrierung beharrt, da der Einsatz des Pullouts aufwändiger ist und auch weniger elegant als das kurze unbearbeitete Stotterereignis. Übt man dennoch daran, muss das vom Kind ausdrücklich gewünscht sein.

Sind die Symptome lang bzw. angestrengt genug, soll es sie bewusst und schnell genug registrieren. Hier setzen wieder die Übungen (Erwischenspiele) ein, wie sie am Ende der Identifikation durchgeführt wurden (Mat_3.3.1_Symptomregistrierung, Mat_3.3.3_Erwischenspiele). Zur Musterunterbrechung dient hier bereits das Drücken auf den Symptomzähler. Die Musterunterbrechung wird zielführender, wenn an den Druck auf den Symptomzähler auch das Stoppen und die Prolongation gekoppelt werden. Das Kind bearbeitet hier selbst seine eigenen Symptome. Gelingt dies nicht, kommen Hilfen zum Stoppen oder zur Prolongation zum Einsatz (siehe oben).

Im Pullout werden Stoppen und Pause stark verkürzt oder weggelassen

Hier ist, z. B. nach einer Therapiepause, die Ausführung der Technik nicht mehr korrekt → überprüfen, ob die verkürzte Version zuverlässig wirkt.

Wenn die verkürzte Version häufig unwirksam ist, Anerkennung dafür geben, dass das Kind eine Technik übt und anwendet, Identifikation der Wirksamkeit mit dem Kind in In-vivo-Situationen, zu Hause und in der Schule und Erarbeitung einer korrekten Ausführung anhand der Fehleranalyse (Mat_4.1.7_Fehleranalyse Prolongation, Mat_4.2.5_Fehleranalyse Pullout).

Sprachliches Vermeiden bleibt bestehen

Manche Kinder möchten nicht auf den Schutz durch ihr sprachliches Vermeideverhalten verzichten. Dass sich Kinder schützen, ist in manchen Situationen sehr sinnvoll. Solange keine Alternativen bestehen, sollten sie demnach das Vermeideverhalten nicht völlig aufgeben. Wird das Vermeideverhalten jedoch in vielen Situationen gezeigt, vor allem, wenn keine negativen Konsequenzen zu erwarten sind, besteht noch Desensibilisierungsbedarf gegen Zuhörer, Pseudostottern und den Einsatz von Sprechtechniken.

Keine Motivation zum Selbsttraining

Zunächst gilt es, die Gründe durch Verhaltensbeobachtung, ein Gespräch, ggf. in Verbindung mit dem Motivationsfragebogen (Mat_1.4.1_Fragebogen zur Stottertherapie, Mat_1.2.3_Fragen zur Motivation), herauszufinden. Folgende Möglichkeiten könnten in Orientierung an der Abwertungstabelle aus der Transaktionsanalyse (Schulze, 2005) bestehen:

- **Die Symptomatik besteht zwar, wird aber kaum wahrgenommen.** Dies ist häufig bei Polter-Stotternden zu beobachten → Stottern wird nicht als belastendes Problem erfahren und die Technik als nicht notwendig angesehen. Je nach Ausprägung und Häufigkeit der Symptomatik und daraus resultierender Beeinträchtigung von Kommunikationssituationen ist zu überlegen, ob die Symptomatik im Rahmen der Identifikation noch deutlicher und systematischer konfrontiert werden sollte. Abzuwägen ist die Irritation über das eigene Sprechen und der vorübergehende Verlust der Unbekümmertheit in der Kommunikation gegen die Motivation, etwas an seinem Sprechen zu verändern.
- **Die Symptomatik wird wahrgenommen, aber nicht als Problem bewertet.** Dies ist häufig bei gut desensibilisierten Schulkindern der Fall, vor allem, wenn die Klasse und weitere Umgebung gut aufgeklärt sind. Dann besteht für sie einfach nicht mehr die Notwendigkeit, ihr Stottern zu verändern und ihr Mandat besteht nicht mehr. Dies kann zu einer komplexen Situation führen, solange das Mandat der Eltern fortbesteht. Bevor man in diesem Fall die Therapie beendet, ist also genau zu prüfen, ob es nicht heimliche, vom Kind nicht gezeigte Anliegen gibt (z. B. keine Akzeptanz der Technik, keine Bereitschaft, Zeit zu investieren) und ob das Kind wirklich so gut desensibilisiert ist, wie es scheint. Wenn tatsächlich ein Therapieende sinnvoll sein sollte, ist ein Dreiecksvertrag mit Kind und Eltern zu entwickeln, ggf. mit einer weiterführenden Beratung der Eltern (siehe Therapieende).
- **Die Symptomatik wird als unlösbares Problem bewertet.** Dies ist der Fall, wenn ein Kind die **Technik nicht akzeptiert**, da sie zu auffällig ist und zu lang dauert. Kurz: Die von der Therapeutin angebotene Technik ist aus Sicht des Kindes keine akzeptable Lösung und wird konsequenterweise auch nicht geübt. Auf die Desensibilisierung gegen die Technik wird sich ein Kind in diesem Fall kaum einlassen. Man ist in der sprichwörtlich unlösbaren Situation „wasch mich und mach mich nicht nass". Und genau diese Rückmeldung steht an der Stelle an und dann die gemeinsame Suche, wie die Klippe überwunden werden kann. Erst wenn das Kind die Möglichkeit in Betracht zieht, dass es lernen kann, sich auf die Techniken einzulassen, greifen die Strategien wie das Therapeutenmodell, das Modell Gleichaltriger oder die Befragung von Gesprächspartnern, wie die Technik auf sie wirkt. Dann entsteht die Bereitschaft, in den relevanten Umgebungsfeldern über Stottern und die Technik zu informieren.

  Ein erster, weniger belastender Schritt kann die **Desensibilisierung gegen das Auffallen durch „Anderssein"** sein, indem nicht auf das Sprechen bezogene Variationen von Kleidung, Frisur o. ä. von Kind und Therapeutin gezeigt werden und die Reaktion von Mitmenschen beobachtet wird. Auch hierbei wird hierarchisch vorgegangen (Ausmaß der Veränderung, Ort, wo sie gezeigt wird). Wenn die Therapeutin genauso wie das Kind etwas verändert und darüber berichtet, ist dies besonders motivierend für das Kind.

- **Die eigene Fähigkeit, die Technik zu lernen und anzuwenden wird nicht gesehen.** Grundsätzlich glaubt das Kind in diesem Fall, dass die Technik genau die richtige ist und helfen wird. Bei den Übungen äußert es aber immer wieder, dass es das ohnehin nie schaffen wird und als „Beweis" dafür wird es mehr auf die Fehler schauen als auf die erfolgreichen Anteile. Allerdings muss man hier genau nachfragen, denn das kann auch der Versuch eines angepassten Kindes sein zu verbergen, dass es grundsätzlich nicht an die Brauchbarkeit der Techniken glaubt. Zweifelt das Kind aber an seinen persönlichen Fähigkeiten, kann man ihm seine bisherigen Erfolge verdeutlichen, es bei seinem Stolz und Ehrgeiz packen, einen Bereich suchen, in dem es sich etwas zutraut, untersuchen, wie anders sich das anfühlt (wo im Körper, Haltung, Blick, Stimme etc.) und aufzeigen, wie sich das in kleinen Schritten erreichen lässt. Metaphern vom Welpen, den man stubenrein erziehen will (Mat_3.3.2_Symptomregistrierung – Kind), von jungen Pferden, die sich in der Regel nicht beim ersten Versuch reiten lassen oder das Buch „Stoppilino" (Colthorp & Herdter, 2020).

Eltern drängen auf Umsetzung

Selbsterfahrung: Eltern und Therapeutin setzen Technik in einem Gespräch konsequent über einen längeren Zeitraum ein, um die mentale Anstrengung bewusst zu machen und wie schnell man vergisst, daran zu denken. So wird die Leistung des Kindes bewusst und gewürdigt. Nach dieser Erfahrung werden realistische Therapieziele gesetzt. Es wird ein Dreiecksvertrag geschlossen, wie die Eltern und das Kind an einer realistischen Umsetzung der Technik arbeiten und wie die Therapeutin beide dabei unterstützen kann.

Die Technik funktioniert nur in Anwesenheit der Therapeutin

Wenn man herausgefunden hat, ob die Therapeutin wie eine Erinnerungshilfe wirkt oder ob sie durch ihre Anwesenheit Ruhe und Zuversicht vermittelt, das Symptom kontrollieren zu können, kann man mit dem Kind gemeinsam entsprechende Schritte entwickeln. Das können Erinnerungshilfen sein, aber auch Ankervorstellungen (Mat_4.2.13_Erinnerungshilfen Pullout und Prolongation, Mat_4.2.8_Ankervorstellungen Pullout), mit denen das Kind sich das Gefühl von Sicherheit selbst geben kann.

Kein Transfer in die Schule

Die Schule stellt für viele Kinder die größte Herausforderung für den Transfer dar. Sie wollen nicht schon wieder mit einer Veränderung auffallen und im Fokus der Aufmerksamkeit stehen. Selbst wenn niemand in der Klasse den Unterschied bemerken würde, die Angst ist doch da. Kinder sind damit überfordert, alleine die Verantwortung dafür zu übernehmen, in der Schule eine Technik zu implementieren. Gemeinsam wird überlegt, welche Verbündeten in Frage kommen, es werden kleine, realistische Absprachen getroffen und der Beratungsanteil in der Therapie wird größer (siehe Kapitel 6).

Technik wirkt nicht mehr bei Anwendung auf echte Symptome

Wenn nach ursprünglich guter Wirkung der Technik die Wirksamkeit nachlässt, kann das an einer unsauberen Ausführung liegen. Zu beobachten ist: ist die Pause für das Einfrieren lang genug, wird sogar versucht, sie ganz wegzulassen? Wird die Prolongation stark beschleunigt? Entsprechend ist zu klären, ob dies Verhalten an einer mangelnden Desensibilisierung gegen den Zeitverlust oder an einer „Bequemlichkeit" liegt

---

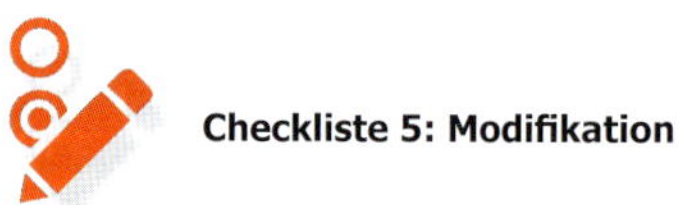

Mat_4.4_Checkliste

6 Generalisierung

Über die gesamte Therapie hinweg ist die Generalisierung ein Therapiebestandteil. Dadurch können stets kleine überschaubare Inhalte in den Alltag übertragen werden, wodurch Überforderung und Frustration vermieden und die Umsetzung von Therapieinhalten hinsichtlich ihrer Stabilität und Wirkung über einen längeren Zeitraum beobachtet werden kann.

Am Ende der Therapie folgt dann die Phase der Generalisierung, in der keine grundlegend neuen Inhalte mehr vermittelt werden. In dieser Phase geht es um drei wesentliche Inhalte:

1. die Ausweitung des bisher Erarbeiteten auf möglichst viele Lebensbereiche,
2. die Vorbereitung des Therapieendes und
3. die Nachsorge.

Dafür ist von Beginn an eine kontinuierliche Vertragsarbeit, Beratung und Problemlöse-Arbeit nötig. Eltern und andere Personen aus der Umgebung können mit einbezogen werden.

Die Generalisierung ist nur möglich, wenn das Kind Eigeninitiative und Verantwortung übernimmt. Sie hat begonnen, sobald das Kind im Alltag versucht, in seine Stotterereignisse einzugreifen oder etwas anderes aus der Therapie im Alltag anzuwenden versucht und dabei vereinzelt Erfolg hat. Eine Generalisierung setzt auch ein, wenn das Kind sich vereinzelt zur Sprechtechnik äußert (z. B. fragt es nach, weist darauf hin, dass es sie eingesetzt hat o. ä.).

Eine Anwendung der Sprechtechniken in allen Sprechsituationen ist unrealistisch. Wichtig ist vielmehr das Kontrollgefühl, das dem Kind die Angst in Kommunikationssituationen nimmt. Wichtig sind auch eine Fehlertoleranz und ein unterstützendes Netzwerk, wodurch Momente, in denen das Kind nicht erfolgreich war, leichter zu verarbeiten sind.

In der Generalisierungsphase zeigen sich immer wieder Situationen, in denen ein Kind die Techniken nicht einsetzen möchte, da es nicht ausreichend desensibilisiert ist. Dies sind häufig Situationen, die auch der Therapie nicht direkt zugänglich sind, wie Sprechsituationen in der Schule oder im Verein. Hier erschwert möglicherweise die „Coolness“, deren Bedeutung in dieser Altersgruppe zunimmt, dem Kind, Veränderungen zu zeigen.

Im Hinblick auf das Therapieende gilt zu bedenken, dass Stottern typischerweise in Phasen verläuft und auch nach Therapieende eine erneute Zunahme der Symptomatik („Rückfall“) nicht auszuschließen ist. Die Generalisierung etabliert also zum einen die Aufrechterhaltung der erreichten Fähigkeiten, zum anderen das Vorgehen bei einer sich verschlechternden Symptomatik.

Im Anschluss an das Therapieende muss die Nachsorge geplant werden, allerdings in einer Form, die das Kind nicht unnötig an die Therapeutin bindet. Hier laufen Therapeutinnen, die dem Kind einen Rückfall ersparen wollen oder glauben, doch noch eine bessere

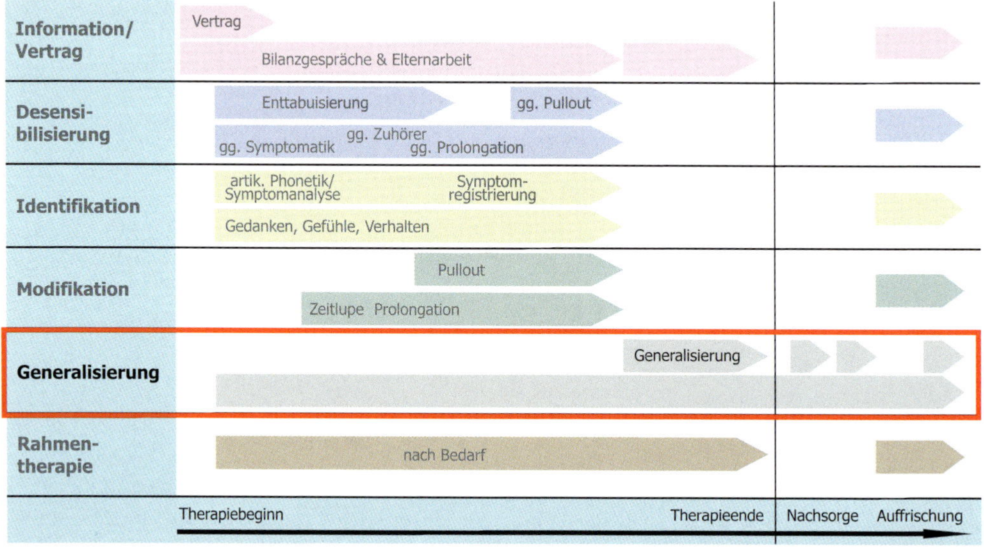

Abbildung 12: Standardvorgehen in der Generalisierung mit Einbezug von Elementen anderer Phasen

Generalisierung erreichen zu können, Gefahr, die Therapie endlos fortzuführen.

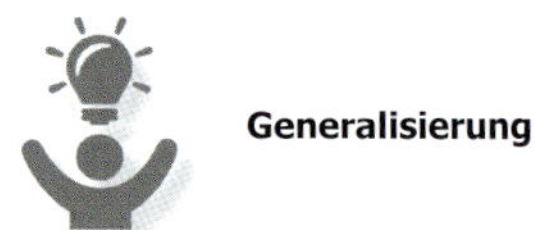

Generalisierung

Sehr gute praxisbezogene Anregungen bieten die drei Bücher von Wendlandt „Zum Beispiel Stottern. Stolperdrähte, Sackgassen und Lichtblicke im Therapiealltag" (1984), „Veränderungstraining im Alltag" (2003) und „Therapeutische Hausaufgaben" (2002).

6.1 Einbezug von Elementen aus anderen Therapiephasen

Die Generalisierung der jeweils erarbeiteten Inhalte durchzieht die gesamte Therapie von Anfang an. Im Anschluss an die Modifikation folgt die Generalisierungsphase, in der Elemente aus allen Therapiephasen aufgegriffen werden (Abbildung 12), je nachdem, was gerade aufgefrischt oder vertieft werden muss, um im Alltag angewendet werden zu können. Daher sind kontinuierlich die Identifikation von Vermeide- und Stotterverhalten, aber auch die Fehleranalyse aus der Modifikation und die Reflexion von Gedanken, Gefühlen und Verhaltensweisen erforderlich, um zu erkennen, wo Handlungsbedarf besteht.

Die Generalisierung bereitet auch das Therapieende vor. Für die sich anschließende Nachsorge sollten mindestens 6 Monate eingeplant werden, um etwaige Rückfälle begleiten zu können. Sie umfasst Kontrolltermine in großen Abständen und bei Handlungsbedarf auch Auffrischungssitzungen.

6.2 Voraussetzungen

Für die Generalisierung ab Therapiebeginn gilt, dass eine Verhaltensweise erst sicher im Therapieraum erarbeitet werden muss, bevor sie in den Alltag übernommen werden kann (z. B. Pseudostottern, offenes Stottern, die Kommunikation in bisher vermiedenen oder angstbesetzten Situationen). Die Generalisierung als eigenständige Phase am Ende der Therapie beginnt erst, wenn die Sprechtechniken im Therapieraum etabliert wurden.

6.3 Ziele

1. Das Kind zeigt Eigenengagement zur Übernahme des Gelernten in den Alltag.
2. Das Kind wendet Sprechtechniken im Alltag an, wenn es ihm wichtig ist.
3. Das Kind traut sich, im Alltag offenes Stottern ohne Vermeideverhalten und motorisches Ankämpfen zu zeigen.
4. Das Kind akzeptiert die Sprechtechniken als ein Werkzeug, um flüssiger zu sprechen.
5. Das Kind ist über mögliche Verlaufsformen des Stotterns nach Therapieende informiert.
6. Das Kind verfügt über die Kompetenz zur selbständigen Aufrechterhaltung des Gelernten nach Therapieende („Reiserucksack").
7. Das Kind fühlt sich im Umgang mit Symptomatik und Ängsten nach Therapieende sicher („Notfallkoffer").
8. Zwischen Eltern und Kind ist geklärt, wer nach Therapieende für das kontinuierliche Üben, Selbsthilfe bzw. eine Wiedervorstellung zu einer Auffrischung verantwortlich ist.
9. Das Kind erkennt seine Leistung und Erfolge wertschätzend an.

6.4 Vorgehensweise

Die folgenden Kapitel stellen das Vorgehen bei der Generalisierung während der Therapie, während der Generalisierungsphase und die Vorbereitung des Therapieendes und der Nachsorge vor.

6.4.1 Generalisierung während der Therapie

Die Generalisierung während der Therapie ist bei den jeweiligen Therapiephasen immer dann beschrieben, wenn von Hausaufgaben und von in vivo die Rede ist.

Von Anfang der Therapie an geht es darum, erarbeitete Inhalte in den Alltag zu transferieren. Dies wird durch häufiges Üben, vor allem auch in vivo und in Hausaufgaben, erreicht. Nach Möglichkeit sollten die Eltern hierbei über klare, verbindliche Absprachen einbezogen werden. Ein ganz wesentlicher Schwerpunkt ist es, das Kind zur Eigenverantwortung zu ermutigen. Dies wird im Wesentlichen mit der Vertragsarbeit in Orientierung an der Transaktionsanalyse (Sandrieser & Schneider, 2015, in Vorbereitung; Schlegel, 1995; Stewart, 1993) erreicht. Mit dem Begriff „Vertrag" sind verbindliche, positiv formulierte Vereinbarungen gemeint.

Vertrag

„Ich übe jeden Morgen auf dem Schulweg im Auto 30 Prolongationen. Mama darf mich daran erinnern. Einmal in der Woche darf ich mir freinehmen. Am Wochenende wird nicht geübt." Oder: „Ich stelle meine Starwars-Figuren als Videoclip vor und baue dabei 6 Mal Pseudostottern ein. Ich bringe den Clip nächste Stunde mit. Papa leiht mir dafür sein Smartphone." Oder: „Am Donnerstag und am Montag erzähle ich auf den Anrufbeantworter der Praxis einen Witz und verwende jedes Mal drei Pullouts bei echtem oder absichtlichem Stottern."

Wenn die Eltern mitarbeiten, sind Dreiecksverträge zur Festlegung ihrer Rolle und Funktion erforderlich, beispielsweise: „Jan und Mama üben montags und donnerstags nach dem Mittagessen für 10 Minuten. Wenn die Übung gut war, essen die beiden ein Eis und machen einen Stempel auf die Karte. Mama darf Jan nicht dazwischen zum Üben auffordern. Wenn das Üben an einem Tag ausgefallen ist, wird es an einem anderen Tag nachgeholt."

Diese Vereinbarungen beziehen sich nicht nur auf die Hausaufgaben – auch während der Stunde werden Vereinbarungen getroffen, denn auch dann soll das Kind an der Verantwortung beteiligt werden. Das Einbeziehen des Kindes in die Absprachen wirkt sich positiv auf das Selbstwertgefühl aus. Auch wenn es viele Vereinbarungen mit dem Kind gibt, behält die Therapeutin die Führung, je nach Kind und Eltern unterschiedlich direktiv. Wichtig ist eine Haltung, die dem Kind vermittelt, dass es ernstgenommen wird, indem es Begründungen für Übungen erfährt, nach seiner Meinung gefragt wird und Einfluss darauf nehmen kann.

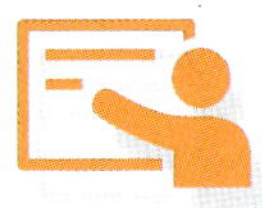

Vertrag aushandeln

„Du weißt ja jetzt, wie das Extrastottern geht. Damit du das richtig gut lernst, gehen wir jetzt ans Schaufenster vom Laden nebenan und spielen ‚Ich sehe was, was du nicht siehst' mit Extrastottern. Und wenn jeder 20x pseudogestottert hat, gehen wir wieder rein. Einverstanden?" Kind: „Vor dem Laden? Muss das?" Therapeutin: „Nein, aber draußen schon!" Kind: „Vor der Tür." Therapeutin: „Ok, vor der Tür!"

6.4.2 Generalisierung am Ende der Therapie

In dieser Phase geht es um die Übernahme der Sprechtechnik in immer mehr relevante Lebensbereiche. Dazu wird die Technik im Therapieraum, in vivo und in Hausaufgaben automatisiert. Diese Übungen werden immer entlang der zwei Achsen – linguistische Anforderung und emotional-situative Anforderung – geplant (Mat_0_Übergreifendes Material, Mat_4.2.13_Erinnerungshilfen Pullout und Prolongation, Mat_2.1.8_Mutleiter). Für den Alltag werden außerdem tägliche kurze Übungen von Prolongationen und/oder Pseudo-Pullouts auf Wort oder Satzebene etabliert (Mat_4.1.9_Hausaufgaben Prolongation, Mat_4.2.11_Hausaufgaben Pullout).

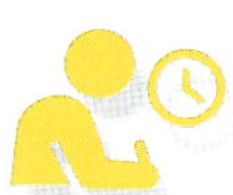

Technik Generalisierung

Wenn es darum geht, den Pullout und/oder die Prolongation im Alltag zu etablieren, ist es günstig, zweimal die Woche oder öfter zu therapieren und dazwischen Online-Termine zu vereinbaren.
Sobald die Technik sicher beherrscht wird und das Kind Eigeninitiative übernimmt, werden größere Abstände zwischen den Sitzungen vereinbart. Die Länge der Pausen zwischen den Sitzungen ist davon abhängig, welchen Zeitraum die Therapeutin dem Kind bzw. das Kind sich selbst zutraut, eigenständig voranzukommen. Hier sind auch telefonische Feedbackschleifen eine gute Möglichkeit zu einer offeneren Begleitung.

Zu Beginn der Generalisierungsphase steht der Ausblick auf das Therapieende und was als ein erfolgreicher Endzustand definiert wird. Dabei wird bewusst, dass dies die letzte und wichtigste Phase der Therapie ist, in der zunächst die Sprechtechniken, aber auch der Mut, nicht zu vermeiden, in den Alltag übertragen werden.

Kind und Eltern werden informiert, dass in dieser Phase Selbsthilfemaßnahmen zur Vorbereitung des Therapieendes erarbeitet werden und dass auch nach dem Therapieende die Möglichkeit von Auffrischungen besteht. Auf der Basis bisheriger Erfahrungen werden bereits bewältigte Situationen und mögliche Klippen benannt und realistische Ziele vereinbart. Dazu gehört es, die Verantwortlichkeiten für Mutproben bei der Übertragung in den Alltag zu klären, einen realisierbaren Übungsaufwand festzustellen und einen Verstärkungsplan zu vereinbaren. Die Metapher eines Trainervertrages im Fußball kann hier das Verständnis erleichtern, in dem die Rechte und Verantwortlichkeiten des Spielers (Kind) und der Trainerin (Therapeutin) festgelegt sind.

Von Stunde zu Stunde, von Telefontermin zu Telefontermin werden nun kleine konkrete Verträge zu Teilzielen geschlossen, die das Kind erfolgreich bewältigen kann. Hierbei muss an mögliche Befangenheiten des Kindes in der Schule oder vor Freunden etc. und daraus entstehende, ggfs. zuwiderlaufende, geheime Anliegen gedacht werden. Während der Stunde schätzt man sich außerdem meist mutiger ein, als man dann in der Echtsituation tatsächlich ist. Daher geht es in der Generalisierungsphase häufig vor allem darum, das Kind bei der Stange zu halten, ihm das Erreichte bewusst zu machen, es anzufeuern und ihm Mut zu machen.

Dazu gehört auch deutlich zu machen, dass es immer Situationen geben wird, in denen die Angst bestehen bleibt und auch das Stottern nicht bearbeitet werden kann, z. B. ein Gespräch mit dem Schuldirektor. Hier muss berücksichtigt werden, dass fast alle Kinder in vergleichbaren Situationen große Ängste haben. Es ist unrealistisch zu erwarten, dass die Therapie stotternde Kinder selbstbewusster macht als Gleichaltrige und dass sie sich in solchen Situationen gelassen aus Symptomen befreien könnten. Auch dies ist mit den Eltern und dem Kind zu klären.

In der Generalisierungsphase gelten die oben genannten Maßnahmen zur Förderung der Eigeninitiative in besonderem Maße (Mat_5.1.1_Dreiecksvertrag Selbsttraining, Mat_5.1.2_Auswahlmenge Selbsttraining, Mat_5.1.3_Reflexionsbogen Selbsttraining). Hier erschwert dem Kind möglicherweise die „Coolness", die vor allem bei den Älteren von Bedeutung ist, Veränderungen zu zeigen. Cool ist, wer keine Probleme hat. Cool ist auch, wer Probleme hat, aber so tut, als hätte er keine. Wer nun etwas an seinem Sprechen oder Verhalten verändert, läuft Gefahr, uncool zu sein, denn er gibt dadurch zu, dass das Stottern für ihn ein Problem darstellt. Cool ist auch, wer keine Hilfe von Erwachsenen braucht. Und wer wegen Stottern eine Therapie macht, ist auch deshalb völlig uncool. Coolness ist stark mit dem Bedürfnis verbunden, sich in der Peergroup vor Gesichtsverlust zu schützen.

Wie in der Desensibilisierung sind Absprachen und Vereinbarungen im Sinne der Vertragsarbeit eine Möglichkeit für das Kind, selbst zu bestimmen, wie weit es sich aus dieser selbst gewählten Schutzzone herauswagen will. Sobald sich ein Kind zu sehr unter Druck gesetzt oder manipuliert fühlt, kann das zu Ausweichen (ggf. mit äußerlicher Anpassung) oder verdeckter bzw. offener Abwehr führen.

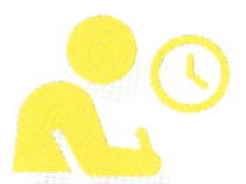

Stundenplanung

Die Therapiesitzungen beinhalten vor allem

- die Reflexion der Zeit zwischen den Sitzungen,
- die Würdigung von Erfolgen und Untersuchung von Schwierigkeiten,
- die Entwicklung von Vorgehensweisen und ggf. deren Erprobung in vivo,
- Aufwärmübungen und
- ggf. Auffrischung oder Vertiefung von Desensibilisierung oder Sprechtechniken.

Von Zeit zu Zeit sollte auch das Pseudostottern wieder aufgegriffen werden, um damit die Desensibilisierung gegen Zuhörerreaktionen und die Symptomatik aufrecht zu erhalten.

Ein informiertes und wohlwollendes Umfeld erleichtert die Generalisierung. Daher wird gemeinsam überlegt, wer noch Informationen braucht und wer in welcher Weise informiert.

In den Sitzungen werden immer kurz die „Aufwärmübungen" wiederholt, damit die Technik in guter Qualität zur Verfügung steht. Sie sollten möglichst täglich, aber nur kurz geübt werden (5-10 Minuten) und es sollte ein Vertrag über die Frequenz und Dauer der Übungen pro Woche geschlossen werden (Mat_4.2.11_Hausaufgaben Pullout, Übungs-CDs von Kuckenberg & Zückner, 2024). Bei Kindern, die wenig Unterstützung durch die Eltern erfahren, kann das Kind die Übungen auf Anrufbeantworter sprechen oder Sprachnachrichten schicken. Falls möglich, ist es für das Kind motivierend, möglichst bald eine kurze Rückmeldung (z. B. per SMS) von der Therapeutin zu erhalten.

Generalisierung

Mat_0_Übergreifendes Material
Mat_2.1.8_Mutleiter
Mat_4.1.9_Hausaufgaben Prolongation
Mat_4.2.11_Hausaufgaben Pullout
Mat_4.2.13_Erinnerungshilfen Pullout und Prolongation
Mat_5.1.1_Dreiecksvertrag Selbsttraining
Mat_5.1.2_Auswahlmenge Selbsttraining
Mat_5.1.3_Reflexionsbogen Selbsttraining

6.4.3 Vorbereitung der Nachsorge und Therapieende

Eine Therapie ist normalerweise beendet, wenn keine Termine mehr vereinbart werden müssen. Für eine Stottertherapie trifft das nicht uneingeschränkt zu. Da phasenweise Schwankungen von Symptomhäufigkeit und -stärke typisch für Stottern sind, können diese auch nach dem Ende einer Therapie fortbestehen und zu einem Rückfall führen.

Rückfall

Der Begriff Rückfall ist problematisch, da häufig damit konnotiert wird, wieder derselben unangenehmen Situation ausgeliefert zu sein wie zu Beginn der Therapie. Oft geht er auch mit einem Versagensgefühl einher. Wenn der Begriff verwendet wird, sollte immer auch die Information erfolgen, dass die phasenweise Zunahme der Symptomatik eine typische Eigenschaft des Stotterns und nicht selbst verschuldet ist.

In jedem Fall muss eine Nachsorge stattfinden, also Maßnahmen für die Zeit nach der fortlaufenden Therapie etabliert werden, unabhängig davon, ob die Voraussetzungen dafür am Ende der Generalisierungsphase oder schon im Verlauf der Desensibilisierung oder der Identifikation erreicht werden. Die Nachsorge umfasst Kontrolltermine nach einem halben oder ggf. sogar einem Jahr sowie Auffrischungen zur Therapie. Kind und Eltern gegenüber wird jedoch zum Ende der fortlaufenden Terminvereinbarungen von einem „Therapieende" gesprochen, auch wenn danach noch Kontrolltermine oder ggf. Auffrischungssitzungen stattfinden. Grund hierfür ist das Signal an Kind und Eltern, dass Ihnen zugetraut wird, ab jetzt unabhängig und eigenverantwortlich mit dem Stottern umgehen zu können. Darum sollte auch bei der Vereinbarung der Kontrolltermine darauf geachtet werden, dass sie, ganz im Gegensatz zu ihrem Wortlaut, nicht der Kontrolle dienen, sondern dem wechselseitigen Erfahrungsaustausch. Dieser beinhaltet auch die Möglichkeit, nach Unterstützung zu fragen. So spricht man auch besser von „Treffen" oder ganz neutral von einem „Termin, um zu hören wie es geht".

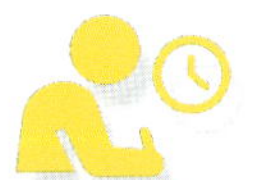

Nachsorge

Um zu klären, ob die regelmäßigen Therapietermine beendet und die Nachsorge begonnen werden kann, werden mit Kind und Eltern folgende Aspekte überprüft:

- Stotterverhalten (Qualität, Quantität) in unterschiedlichen Lebenssituationen
- Einsatz von Sprechtechniken (Qualität, Quantität) in unterschiedlichen Lebenssituationen
- psychische Faktoren: Emotionalität, Erwartungen, Sorgen, Hoffnungen, Erfahrungen und Kompetenzgefühl (Selbstwirksamkeitsgefühl, Zuversicht)
- Risikofaktoren bzw. Ressourcen: Schulsituation, Übergang zur weiterführenden Schule, soziale Integration, Sozial- und Kommunikationsverhalten, Gesprächsstil in der Familie, mit Gleichaltrigen (Konkurrenz?)
- Umgebungsfaktoren: Reaktionen anderer auf Stottern, Austausch über Stottern (mit wem und in welcher Form?)

Zur Vorbereitung der Nachsorge werden Übungen zur Aufrechterhaltung des Erarbeiteten entwickelt (Sprechtechniken, Aufrechterhaltung der Desensibilisierung, „Reiserucksack") (Mat_5.2.2_Reiserucksack), die zunehmend eigenverantwortlich oder mit Unterstützung der Eltern weitergeführt werden. In der Realität lässt die Motivation für ein solches Üben im Laufe der Zeit deutlich nach. Hier muss die Therapeutin entscheiden, ob es sinnvoll ist, die Aufrechterhaltung über Kontrolltermine weiter zu unterstützen (siehe Troubleshooting), oder ob sie das Risiko eines Rückfalls zulassen will. Denn ein Rückfall beinhaltet immer auch die Chance, dass das Kind ihn allein bewältigt und dadurch das Gefühl der Selbstwirksamkeit gestärkt wird. Für den Fall der Zunahme von Symptomatik oder Ängsten werden vorbereitend Maßnahmen zur Selbsthilfe in Form eines selbst erstellten Videos oder dem therapiebegleitenden Heft mit den gelernten Hilfsmitteln erarbeitet (Mat_5.2.3_Notfallkoffer). Inhalte des Notfallkoffers sind Erläuterungen bzw. Hinweise zu Sprechtechniken und Desensibilisierung sowie Informationen über Stottern und Selbstbehauptung.

Vor Beginn der Nachsorge wird ein Dreiecksvertrag mit Eltern, Kind und Therapeutin geschlossen. Dieser regelt die Verantwortlichkeiten für das kontinuierliche Üben, Selbsthilfe bei Schwierigkeiten, Kriterien für eine Wiedervorstellung (Mat_5.2.4_Merkblatt Wiedervorstellung), Vorgehen bei einer Auffrischung, und Kontrolltermine. Die Therapeutin informiert, ob sie bei einer Wiedervorstellung einen Therapieplatz anbieten kann oder welche Alternativen bestehen. (Mat_5.2.1_Vertragsbeispiel Therapieende).

Kinder, die weiterhin stottern, sind meist in einer ambivalenten Gefühlslage. Sie freuen sich über das Ende der fortlaufenden Therapie mit den gewonnenen freien Nachmittagen. Die Zunahme der Lebensqualität wird ihnen noch einmal bewusst. Doch auf der anderen Seite stehen das Bedauern und die Trauer, dass eine Restsymptomatik geblieben ist und dass weiterhin geübt werden muss. Auch Eltern erleben diese Ambivalenz. Hier kann die Situation entstehen, dass das Kind zufrieden die Therapie beendet, während die Eltern während der Nachsorge Beratungstermine zu ihren Sorgen über das verbleibende Stottern in Anspruch nehmen. Das Kind wird darüber informiert, dass es hier um die Sorgen der Eltern und nicht mehr um sein Stottern geht.

Im letzten Termin vor der Nachsorge werden die Leistungen und Erfolge von Kind und Eltern mit einer Abschiedsfeier gewürdigt. Es können relevante Bezugspersonen eingeladen werden (Geschwister, Großeltern, Freunde). Das Kind stellt seine Therapie im Rückblick dar (ggf. Video aus der Eingangszeit und zum Abschluss der Therapie), erklärt die Sprechtechniken und „Mutproben", informiert, dass es nicht ungewöhnlich ist, wenn das Stottern wieder mehr und stärker wird und was es in diesem Fall tun wird.

Einleitung Nachsorge

Kriterien für die Einleitung der Nachsorge:

1. Das Kind zeigt für die Dauer von einem Monat flüssiges Sprechen oder kurze (ca. ½ Sekunde) Symptome ohne Begleitverhalten und ohne Vermeideverhalten (siehe Kriterien für ein Therapieende). Dies kann ein stabiler Zustand bzw. eine Remission sein. Es kann sich aber auch um eine vorübergehende Phase der spontanen Sprechflüssigkeit (auch „lucky fluency" genannt) handeln. Es wird entschieden, ob ein bestimmter Therapieinhalt noch zu Ende erarbeitet wird (z. B. die Prolongation) und dann eine Therapiepause mit Kontrollterminen zur Beobachtung eingelegt wird. Erst wenn dieser Zustand länger als ½ Jahr (um noch sicherer zu sein 1 Jahr) andauert, kann er als stabil angenommen werden. Zu Beginn der Pause wird auf die Möglichkeit hingewiesen, dass die Symptomatik wieder zunehmen kann und es werden entsprechende Selbsthilfemaßnahmen erarbeitet.
2. Ein Kind kann sich mit Sprechtechniken gut behelfen, obwohl noch stärkere Symptome oder in eng umgrenzten Bereichen Vermeideverhalten bestehen. Dies ist in der Regel am Ende der Generalisierungsphase zu beobachten. In diesem Fall werden Maßnahmen zur Aufrechterhaltung des erreichten Standes und Selbsthilfemaßnahmen bei wieder zunehmender Symptomatik erarbeitet.

Vorbereitung Nachsorge

Mat_5.2.1_Vertragsbeispiel Therapieende
Mat_5.2.2_Reiserucksack
Mat_5.2.3_Notfallkoffer
Mat_5.2.4_Merkblatt Wiedervorstellung

6.4.4 Nachsorge

Dieser letzte Zeitraum der Generalisierung trägt der Tatsache Rechnung, dass von stabilen Therapieeffekten erst nach einem längeren Zeitraum ausgegangen werden kann. Aus Sicht des Kindes ist die Therapie jedoch beendet. In den Kontrollterminen (z. B. nach 6 und 12 Monaten) findet ein Austausch über die allgemeine Lebenssituation, aber auch erfolgreiche und schwierige Erfahrungen in der vergangenen Zeit statt. Es werden Fragen geklärt und bei Bedarf Auffrischungssitzungen zu spezifischen Fragestellungen vereinbart. Je nach Zielsetzung der Therapeutin können auch die zu Beginn verwendeten Fragebögen eingesetzt und die Spontansprache analysiert werden. Besteht kein weiterer Handlungsbedarf, wird nach dem letzten Kontrolltermin die Therapie endgültig beendet. Nur wenn aus dem bisherigen Verlauf deutlich wird, dass Risikofaktoren bestehen und sich die Familie bei Schwierigkeiten nicht melden würde, werden auch nach dem Ende der Nachsorge weitere Kontrolltermine vereinbart.

Bei einer vom Kind oder von den Eltern initiierten Wiedervorstellung wird das Anliegen geklärt und der aktuelle Stand ermittelt (Anamnese, bisherige Lösungsversuche, je nach Fragestellung Fragebögen und In-vivo-Diagnostik ohne und mit Technikeinsatz, ggf. Spontansprachanalyse etc.). In der anschließenden Vertragsarbeit werden Ziele und Vorgehensweise für eine begrenzte Zahl von Auffrischungssitzungen vereinbart (z. B. eine Verordnung).

6.5 Troubleshooting

Die Bearbeitung der möglichen Probleme wurde bereits unter Modifikation und Desensibilisierung genannt.

Probleme bei den Sprechtechniken
Siehe Kapitel 5 Modifikation

Probleme bei der Desensibilisierung
Siehe Kapitel 3 Desensibilisierung

Symptome werden zu spät registriert
Siehe Kapitel 4 Identifikation

Kind vergisst, die Techniken anzuwenden
Mit dem Kind gemeinsam Erinnerungshilfen entwickeln, z. B. Weckfunktion des Handys, Aufkleber auf Federmäppchen, Büroklammern für jede Prolongation von der linken in die rechte Hosentasche, Verstärkeranreize.

Im Therapieraum und in vivo üben (Vorlesen, Referat). Freund einweihen, Lehrer einbeziehen.

Kind fühlt sich entlastet und möchte nicht mehr üben
Abklären, ob dahinter das heimliche Anliegen steht, der Desensibilisierung auszuweichen, eine Phase der Therapiemüdigkeit besteht oder ob aus Sicht des Kindes tatsächlich kein Handlungsbedarf mehr besteht → je nach Ursache geheimes Anliegen ansprechen und einen Desensibilisierungsvertrag vereinbaren, eine Therapiepause einplanen oder überprüfen, ob die Therapie beendet werden kann, wobei die Sorgen der Eltern beratend berücksichtigt werden müssen.

Zu frühzeitiges Therapieende aus Sicht der Therapeutin
Das Kind/die Eltern möchten die Therapie beenden, obwohl die Symptome noch lang, teilweise angestrengt sind und/oder noch Vermeideverhalten besteht → Ursachenforschung im Bilanzgespräch

- nicht überreden wollen
- Vertrag überprüfen
- ggf. an neue Situation anpassen (z. B. Therapiepause für die Dauer des Hausbaus)

Bei Beendigung: Beratung zur späteren Wiederaufnahme einer Therapie und alternativen Ansätzen. Schuldgefühlen bei einem Therapieabbruch vorbeugen. Auf unseriöse Verfahren hinweisen.

Es liegen noch sehr häufige leichte und kurze Symptome vor
Eine Reduktion der Symptomhäufigkeit ist vorübergehend möglich durch das „Fühlsprechen" (Mat_4.3_Fühlsprechen, Schneider, 2018). In diesem Fall wird jedoch nicht mehr nach Schul-KIDS behandelt.

Wunsch zur Fortführung der Therapie, obwohl die Kriterien für das Therapieende erreicht wurden
Hintergrund kann der Wunsch nach völliger Heilung sein. Entsprechende Aufklärung und weitere Desensibilisierung sind nötig.

Mit Schul-KIDS sind hier keine weiteren Verbesserungen zu erreichen. Mit einem Fluency Shaping kann das Sprechen noch mehr verflüssigt werden. In diesem Fall wird jedoch nicht mehr nach Schul-KIDS behandelt.

Endlose Fortführung der Generalisierung
Ursachenforschung Beispiele:

- Das Kind zeigt kein Engagement für die Generalisierung, möchte aber weiter Therapie. Gibt es ein geheimes Anliegen? Sich und den Eltern etwas vormachen: „Ich tu ja was, aber es ändert sich nichts (und schütze mich vor Änderungen. Schuld ist die schlechte Therapie)." Ansprechen, Bedingungen für sinnvolle Therapie aufzeigen, Therapie unterbrechen, ggf. beenden.

- Therapeutin kann das Kind nicht gehen lassen → Reflexion, ggfs. Supervision

Die Eltern erwarten vom Kind die Generalisierung, das Kind möchte die Therapie beenden

Siehe oben.

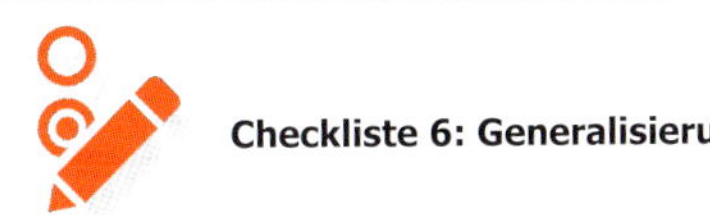

Checkliste 6: Generalisierung

Mat_5.3_Checkliste

7 Rahmentherapie

Eine Stottertherapie findet eingebettet in die Rahmenbedingungen des Lebenskontextes eines Kindes und seiner Familie statt. Daher gibt es immer wieder Gründe, im Einzelfall Bereiche in die Therapie einzubeziehen, die nicht direkt zu Schul-KIDS gehören und somit der „Rahmentherapie" zuzuordnen sind. Dieser Begriff wurde gewählt, weil sie an den Rahmenbedingungen ansetzt, innerhalb derer Schul-KIDS durchgeführt wird.

7.1 Einordnung der Rahmentherapie in die Therapiephasen

Da die Rahmentherapie nach Bedarf einbezogen wird, kann ihr keine feste Therapiephase zugeordnet werden (Abbildung 13). Häufig zeigt sich jedoch schon während der Anamnese und Eingangsdiagnostik, der Vertragsphase und/oder der Enttabuisierung, wo Maßnahmen der Rahmentherapie erforderlich sind. Durch die fortlaufende Identifikation von Gedanken, Gefühlen und Verhaltensweisen (Kapitel 4.4.4) wird oft erst später im Therapieverlauf deutlich, welche Themen bearbeitet werden müssen, z. B. das Selbstbild mit Stottern, der Umgang mit Misserfolgen oder die Verarbeitung von belastenden Erfahrungen. Das bedeutet, dass bei Bedarf die Rahmentherapie zu Beginn der Therapie eingeleitet wird, dass aber in jeder Phase im Therapieverlauf Schwerpunkte hinzukommen oder sich ändern können. Die Interventionen können als Bestandteil jeder Stunde erfolgen, z. B. als wiederkehrendes Ritual (Mat_6.1_Rituale), oder in einer Sequenz zu einem bestimmten Thema, z. B. die Erarbeitung von Konfliktlösestrategien und pragmatischen Fähigkeiten eingebettet in die Desensibilisierung gegen Zuhörerreaktionen.

7.2 Voraussetzungen

Die Indikation für eine Rahmentherapie besteht, wenn

1. Voraussetzungen für einzelne Therapieschwerpunkte aus Schul-KIDS erarbeitet werden müssen und/oder
2. Risikofaktoren bestehen, die Stottern triggern oder die Resilienz bezogen auf Stottern schwächen.

Die Rahmentherapie ist nicht beliebig hinsichtlich Inhalt und Vorgehensweise und nur dann gerechtfertigt, wenn

- ein begründeter Zusammenhang zum Stottern und zur Stottertherapie vorliegt und
- ein Auftrag dafür besteht.

Grenzen für die Logopädin in der Rahmentherapie sind von ihrer therapeutischen Kompetenz und Befugnis bestimmt, aber auch durch die Charakteristika des jeweiligen Falles (z. B. psychische Erkrankung des Kindes, Funktionalisierung des Stotterns im Familiensystem (Sandrieser & Schneider, 2015, in Vorbereitung). Kann die Logopädin bestimmte Teile der Rahmentherapie selbst nicht durchführen, berät sie die Eltern zum weiteren Vorgehen.

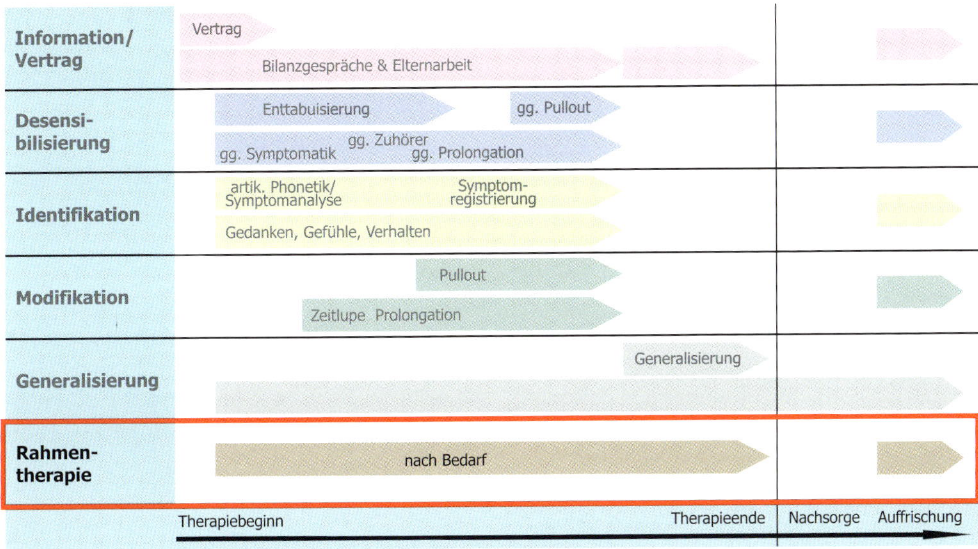

Abbildung 13: Rahmentherapie im Standardablauf der Therapiephasen von Schul-KIDS

7.3 Ziele

1. Das Kind verfügt über für die Therapie nach KIDS erforderliche Einstellungen, Fähigkeiten und Fertigkeiten.
2. Faktoren, die das Stottern triggern bzw. die Resilienz schwächen, sind abgebaut bzw. gemindert.
3. Protektive Faktoren (Ressourcen) in Bezug auf das Stottern sind gestärkt.

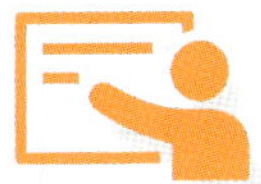

Ziele

Zu 1.: Beispiele für entsprechende Zielsetzungen sind

- *der Aufbau einer therapeutischen Beziehung und von Motivation,*
- *Verbesserung der Sensomotorik im Bereich der Artikulatoren,*
- *Aufmerksamkeitslenkung,*
- *Fähigkeit zur Spannungsregulierung im Hinblick auf eine spätere Anwendung im Pullout,*
- *Erarbeitung eines weichen Stimmeinsatzes als Voraussetzung für die Prolongation.*

Zu 2.: Hier kann bei der Zielerarbeitung die ICF (Deutsches Institut für Medizinische Dokumentation und Information, 2005) zur Orientierung herangezogen werden:

- *personenbezogene Faktoren, z. B. emotionale Verarbeitung belastender Erfahrungen, Stärkung von Selbstwertgefühl und Kontrollüberzeugungen*
- *Umgebungsfaktoren, z. B. emotionale Verarbeitung von Sorgen um das Kind, Beratung und Information von Personen im Umfeld des Kindes, Nachteilsausgleich in der Schule, Unterstützung der Eltern, als Multiplikatoren aufzutreten*
- *Aktivität und Teilhabe, z. B. pragmatisch kommunikative Fähigkeiten, Problemlöseverhalten, Konfliktverhalten, Umgang mit Hänseln*

7.4 Vorgehensweise

Hinsichtlich der Fähigkeiten und Fertigkeiten, die als Voraussetzung für die Arbeit am Kernstottern erarbeitet werden (z. B. Entspannungsverfahren und Tonusregulierung, Förderung der Sensomotorik im Artikulationsbereich, Aufmerksamkeitslenkung), wird auf die einschlägige logopädische Fachliteratur verwiesen. Für den Bereich der Einstellungen, Gefühle und Gedanken sowie Problemlöseverhalten werden im Folgenden Anregungen gegeben.

Besteht die Indikation für eine Rahmentherapie, werden in der Vertragsarbeit zu Beginn oder ggf. im weiteren Therapieverlauf Indikation, Ziele und Vorgehensweise der Rahmentherapie besprochen und der Auftrag transparent geklärt. Wenn es um Umweltfaktoren geht, ist zu klären, wer beteiligt ist. Wenn die Therapeutin aus zeitlichen oder inhaltlichen Gründen (z. B. Verordnung, Qualifikation) selbst nicht aktiv wird, erfolgt eine Beratung, welche Berufsgruppe besonders geeignet für die Intervention ist. Generell gilt, dass die Eltern so viel wie möglich selbst übernehmen und von der Logopädin dabei gecoacht werden (siehe Elternbeteiligung).

Werden andere Therapeutinnen einbezogen (z. B. Psychotherapie, Ergotherapie), sind Absprachen nötig, wer welche Bereiche abdeckt. Damit soll vorgebeugt werden, dass die Therapeutinnen einander in Bezug auf das Stottern und den Umgang damit widersprechen.

Auch wenn kurzzeitig die Rahmentherapie im Vordergrund stehen kann, z. B. wenn es um die Fähigkeit zur Abgrenzung gegen Hänseln geht, bleibt die mit Eltern und Kind vereinbarte direkte Stottermodifikationstherapie nach KIDS der zentrale Ansatz. Davon darf auch nur übereinstimmend und in Absprache mit den Eltern abgewichen werden.

In der Rahmentherapie sind je nach Qualifikation der Therapeutin sehr unterschiedliche Vorgehensweisen möglich. So können durchaus Elemente aus der Gestalttherapie, der kognitiven Verhaltenstherapie, der systemischen Therapie, der Hypnosystemischen Kommunikation, aus NLP, dem Improvisationstheater oder dem therapeutischen Puppenspiel etc. zur Anwendung kommen. Dies bedeutet jedoch nicht, dass die Logopädin eine Psychotherapie durchführt bzw. durchführen darf. An dieser Stelle können nur in manchen Bereichen exemplarisch mögliche Vorgehensweisen vorgestellt werden. Zu anderen, nicht erwähnten Bereichen gibt die einschlägige Literatur Auskunft.

Werden solche Übungen eingesetzt, muss bedacht werden, dass sie nicht nur auf das Kind bezogen wirken, sondern innerhalb eines sozialen Systems. So darf eine Übung mit dem Ziel, innerlich zur Ruhe zu kommen und Kraft zu tanken, nicht bewirken, dass das Kind eine schädigende Situation besser und unauffälliger aushält, weil es in der Übung gelernt hat, in die innere Emigration zu gehen. Die Anwendung solcher Therapieelemente setzt daher entsprechende Fortbildungen mit Selbsterfahrung und Supervision voraus. Für den systemischen Aspekt bieten die entsprechenden Fachgesellschaften und ihre Institute qualifizierte Weiterbildungen an. Andere Weiterbildungsmöglichkeiten werden später aufgeführt.

7.4.1 Kognitive und emotionale Reaktionen auf Stottern

Hier geht es um die Verarbeitung von Beschämung und Kränkungen, den Abbau von Ängsten und von stereotypen negativen Überzeugungen über sich und andere, die Entwicklung von unterstützenden Bildern und Visionen sowie von Selbstwirksamkeit, Selbstsicherheit und Selbstwertgefühl.

In diesem Bereich wird gearbeitet, wenn die Identifikation von Gedanken und Gefühlen (Kapitel 4.4.4) solche Themen aufdeckt, wenn die Arbeit an der Symptomatik (Identifikation, Desensibilisierung, Pseudostottern) schwerfällt oder starke Emotionen auslöst und/oder wenn das Kind sich wiederholt hilflos fühlt (geringe Selbstwirksamkeitserwartung) bzw. Misserfolgserwartungen äußert.

Man beginnt mit der Erweiterung des Therapievertrages um die Vereinbarung mit Kind und Eltern, dass an diesem Thema gearbeitet wird. Eine solche Vereinbarung kann z. B. lauten: „Meine Kraft und Stärke entdecken, um mit dem Stottern (der Angst vor dem Stottern, der Angst, ausgelacht zu werden etc.) gut zurechtzukommen."

Im Folgenden werden exemplarisch einzelne Vorgehensweisen bei der Erarbeitung von lebenspraktischen Hilfestellungen für psychisch gesunde Kinder vorgestellt. Im Zweifelsfall ist eine kinderpsychologische Diagnostik erforderlich. Voraussetzung ist immer die Zustimmung der Eltern. Die Basis für die Arbeit an kognitiven und emotionalen Reaktionen in Bezug auf Stottern ist ein gutes Vertrauensverhältnis und dass das Kind motiviert ist, an dem Thema und mit der vorgeschlagenen Methode zu arbeiten.

Bei sehr scheuen Kindern besteht die Möglichkeit, in Anlehnung an die Traumatherapie im Therapieraum einen konkreten sicheren Rückzugsort (Gahleitner, Katz-Bernstein & Pröll-List, 2013; Subellok & Winterstein, 2021) zu etablieren, in den man bei Bedarf zurückkehren und der ggf. sogar in imaginierter Form mitgenommen werden kann.

Grundsätzlich klärt man Zielsetzung und Vorgehensweise mit dem Kind, bevor man mit einer Übung beginnt. Bei einer Phantasiereise wird dann ein Entspannungszustand hergestellt und mit einer die Aufmerksamkeit nach innen lenkenden Anleitung das Kind auf eine Phantasiereise eingeladen. Die Therapeutin setzt hierbei Impulse, die auf ihrer guten Kenntnis des Kindes, seiner Beschreibung des Problemzustandes und seiner Lebensumstände beruhen. Ihre eigenen Phantasievorstellungen bringt sie nicht zum Ausdruck. Während der Phantasiereise kann das Kind von seinen Vorstellungsbildern berichten. Das erleichtert der Therapeutin, möglichst nah an der Vorstellungswelt des Kindes zu bleiben. Die Vorstellungen werden von ihr nicht interpretiert, sondern sie dienen als Grundlage für eine behutsam leitende Wahl der Fragen und Impulse auf der weiteren Reise. Ist eine Phantasiereise beendet, wird das Kind behutsam ins Hier und Jetzt zurückgeführt. Je nach Thema kann eine Reflektion der Anwendbarkeit im Alltag und eine Darstellung als Bild oder Text folgen.

Die Arbeitsweise nach Milton Erickson gibt gute Anregungen für einzelne Aspekte der Stottertherapie. Short und Weinspach (2017) ermöglichen in ihrer Darstellung, die Haltung, den inneren Aufbau und die praktische Umsetzung der Arbeit und Kommunikation nach Milton Erickson in Grundzügen nachzuvollziehen. Manche der folgenden Übungen beruhen auf Anregungen der Kinder-Hypnotherapeutinnen Signer-Fischer, Gysin und Stein (2014). Diese Übungen sind so modifiziert, dass sie nicht als hypnotherapeutisch angesehen werden können. Dennoch setzen sie Erfahrung im Umgang mit Kindern und Eltern voraus. Weiterbildungen und Seminare in Hypnosystemischer Kommunikation werden derzeit nur von Instituten der Milton H. Erickson Gesellschaft angeboten (www.meg-hypnose.de).

Für alle Übungen ist wichtig, dass die Therapeutin das Kind, seine Interessen, Stärken und seine Welt gut kennt, so dass sie es bei der Entwicklung eigener Metaphern und Bilder gut begleiten kann. Dabei bleibt sie mit ihm in einem Dialog, um zu hören, welche Prozesse das Kind innerlich gerade durchläuft. Sie hält sich aber auch ausreichend zurück, um dem Kind Raum zur Entwicklung eigener Bilder zu geben, wie in Mat_6.2_Insel finden (modifiziert nach Signer-Fischer et al., 2014), einer Übung, um innerlich zur Ruhe zu kommen und Kraft zu tanken.

Im Zusammenhang mit Stottern ist das Kontrollbedürfnis von großer Bedeutung. Es geht um die Kontrolle über das eigene Sprechen, aber auch über die Umwelt. Die Überzeugung, diese Kontrolle ausüben zu können, erleichtert es dem Kind, Selbstverantwortung zu übernehmen.

Um erfolgreich kontrollierend handeln zu können, müssen drei Bedingungen erfüllt sein (siehe auch Signer-Fischer et al., 2014):

1. Objektive Handlungsmöglichkeiten: Wissen (z. B. über Vorurteile und sachlich richtiges Wissen), Fertigkeiten (z. B. Pullout), Fähigkeiten (z. B. Einschätzung der Kommunikationssituation, Einsatz des Pullout)
2. Subjektive Handlungsmöglichkeiten: Genug Kontrollüberzeugung, Selbstvertrauen
3. Glück

Das bedeutet, dass es nicht genügt, Kontrolltechniken wie Prolongation oder Pullout zu vermitteln, sondern auch die Überzeugung, damit wirksam sein Sprechen beeinflussen zu können (Mat_6.12_Kontrolle im Symptom).

Die Entwicklung von Kontrollüberzeugungen kann unterstützt werden, indem man die Fähigkeiten zum Problemlösen stärkt (siehe dort) und das Kind immer wieder zur Reflexion anhält, wenn es mutig eine Situation selbstverantwortlich beeinflusst hat (Mat_6.4_Mut-Tagebuch).

Häufig ist das Thema Angst ein sehr bedeutender Faktor in der Stottertherapie. Angst ist ein Gefühl, das entsteht, wenn zu wenig Sicherheit und Kontrollüberzeugungen bestehen. Sicherheitsgefühl und Angst befinden sich in einem Wechselspiel. Wenn die Angst nicht mehr in einem Gleichgewicht zur inneren und äußeren Sicherheit steht, entwickelt sich Leidensdruck. Angst kann eine wichtige Warnfunktion haben, kann aber auch bewirken, dass keine Lösungswege mehr gefunden werden können. Sie kann realitätsbezogene, aber auch phantasierte Auslöser haben. Eltern erhalten gute Hinweise zum Umgang mit Angst in den Videos der Akademie für Lerncoaching in Zürich (Mat_6.5_Material Problemlösung). Darin wird u. a. darauf hingewiesen, dass Ängste ernstgenommen und nicht durch Schonung und Vermeidung verstärkt werden sollen. Wenn das Kind sich bewusst eingestehen darf, dass es Angst hat, ist das der erste Schritt, den Umgang mit der Angst zu lernen. Wenn es um belastende Ängste im Rahmen einer Stottertherapie geht, sollte abgeklärt werden, ob sich die Angst auf Kommunikationssituationen und Stottern bezieht oder ob andere Auslöser für Ängste bestehen (z. B. im Familiensystem, durch Mobbing o. ä.). Bei Unsicherheit sollte eine psychologische Abklärung erfolgen, damit bei Bedarf die richtige Behandlung eingeleitet werden kann.

In der Therapie können Kinder lernen, ihre Ängste mit „magischen" Methoden zu beeinflussen. Dies entspricht dem magischen Denken, das im Kinder- und Jugendalter noch gut ausgebildet ist. Parallel zu diesen „magischen" Übungen sollte die Fähigkeit, Konflikte auszufechten, gestärkt werden (siehe Problemlösen). Die Methode, sich ein magisches „Krafttier" zu zähmen, dient zur Unterstützung der Kontrollüberzeugung (Mat_6.9_Stärkung der Kontrollüberzeugung, orientiert an Signer-Fischer et al., 2014). Dabei soll dem Kind bewusst sein, dass das Krafttier an die eigene Kraft erinnert und nicht wirklich die Situation löst. Wird das Krafttier nicht mehr benötigt, wird es bewusst verabschiedet.

Stottern beeinflusst die Überzeugungen über sich, andere und die umgebende Welt (Sandrieser & Schneider, 2015, in Vorbereitung). Ein Ziel ist, dass ein Kind sein Stottern als eine persönliche Eigenschaft akzeptiert und sich als stotternde Person wertschätzt. Es ist in Ordnung und verständlich, wenn es auch dann Momente gibt, in denen es mit dem Stottern unglücklich ist. Dieser Zustand einer gesunden Integration des Stotterns ins Selbstbild ist kein für immer stabiler Zustand und wird z. B. durch eine belastende Erfahrung destabilisiert oder durch ein unterstützendes Umfeld stabilisiert.

Das Thema kann ohne besondere Vorbildung der Therapeutin mit dem Buch „Stoppilino" (Colthorp & Herdter, 2020) bearbeitet werden, in dem sich der Protagonist mit seinem Stottern in Form eines lästigen Zottelwesens arrangiert.

Will man sich kreativ dem Thema annähern, kann man ein Bild oder einen Text aus dem Buch „Meine Worte hüpfen wie ein Vogel" (Heap, 2005) verwenden, in dem andere Kinder ihr Stottern, sich selbst und die anderen dargestellt haben. Mortola und Oaklander (2011) sowie Oaklander und Schomburg (2007) zeigen zudem eine spiel- und gestalttherapeutische Herangehensweise. Qualifizierte Fortbildungen können u. a. über die Deutsche Vereinigung Gestalttherapie e.V. (www.dvg-gestalt.de) ermittelt werden.

Bei der Arbeit mit Bildern oder Texten wird gemeinsam überlegt, wie sich der Urheber fühlte und was er wohl dachte. Dabei wird deutlich, dass er das Stottern als belastenden, z. T. sogar bedrohlichen Teil von sich empfindet. Da viele Kinder nicht wagen, ihre eigenen Gefühle und Gedanken zum Stottern zu äußern, erfahren sie so, dass diese erlaubt sind und dass sie damit nicht allein sind. Setzt sich ein Kind kreativ damit auseinander, etwa indem es ein Bild malt oder etwas dazu schreibt und so dem eigenen Stottern eine Gestalt gibt, ermöglicht dies das bewusste Wiedererleben und gleichzeitig auch, auf eine Metaebene und somit in Distanz zu gehen. Die eigene gestaltende Auseinandersetzung bietet man dem Kind ganz freibleibend an. Auf keinen Fall sollte versucht werden, ein Kind zu überreden, denn manchen Kindern liegt diese Herangehensweise nicht oder die Konfrontation wirkt auf sie zu bedrohlich und sie schützen sich in angemessener Weise.

Die Zeit für solche Übungen sollte in den Sitzungen selbst und nicht als Hausaufgabe eingeplant werden. Wird ein Bild gemalt, kann die Therapeutin das Kind fragen, ob es einverstanden ist, dass sie versucht, seine Darstellung nachzuzeichnen, um sich genauer einfühlen zu können. Während das Kind arbeitet, weicht sie nicht in andere Gespräche aus, sondern schweigt. Wenn überhaupt, kann sie in Bezug auf das entstehende Werk, ohne zu werten, Beobachtungen formulieren wie z. B. „Du hast den Stift jetzt ganz fest aufgedrückt. So stark, dass er fast abgebrochen ist. Und dein Gesicht hat ganz grimmig geschaut." oder „Interessant, der stottert gerade und sein Mund lächelt. Und direkt daneben hast du gemalt, wie die anderen ihn auslachen". Bei der Reflexion geht es nicht um die Interpretation der Bildelemente durch die Therapeutin! Der Fokus liegt auf dem konkreten Nachvollziehen der dargestellten Geschichte.

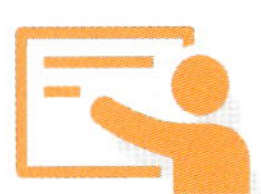

Ein Kind hat sein Stottern als einen Wolf gemalt.
Therapeutin: „Dein Stotterwolf hat aber grimmige Zähne. Was macht er denn damit?"
Kind: „Er beißt in meinen Hals, so!"
Therapeutin: „Mmh, du sagst, er beißt in deinen Hals. Und dann?"
Kind: „Muss ich stottern."
Therapeutin: „Und wie findest du das?"
Kind: „Ziemlich fies. Das fühlt sich nicht schön an."
Therapeutin: „Was würdest du denn am liebsten mit dem Stotterwolf machen?"
Kind: „Töten!"
Therapeutin: „So sauer bist du auf ihn, dass du ihn umbringen willst."

Im Folgenden wird gemeinsam mit dem Kind ein Weg gesucht, mit dem Stotterwolf umzugehen.

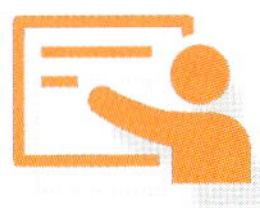

Therapeutin: „Das kann ich verstehen, dann wärst du das Stottern los. Leider sitzt das Stottern ja in dir drin. Du musst dir darum etwas anderes ausdenken."
Kind: „Den Wolf zähmen."
Therapeutin: „Erzähl mal, wie du den Stotterwolf zähmst!"
Fragen, die das Kind durch den Prozess führen und die verschiedenen Perspektiven im inneren Dialog bewusst machen, sind beispielsweise: „Was bedeutet denn zähmen. Wie machst Du das? Was macht der Wolf dann anders? Wenn Du jetzt der Wolf bist, wie findest Du es, gezähmt zu werden? Wirst Du dann immer brav sein wollen? Kannst Du Dir vorstellen, dass Du als Wolf auch manchmal doch noch ein bisschen stottern willst? Wieviel Stottern muss man Dir als Wolf erlauben, damit Du nicht völlig unglücklich wirst? Was würdest Du machen, wenn der Wolf zu frech wird?"
Am Schluss bittet die Therapeutin das Kind, ein Bild zu malen, auf dem es mit dem gezähmten Wolf zu sehen ist. Auch hier hält sich die Therapeutin mit ihrer Verbalisierung zurück.

Die Bilder werden aufgehoben oder fotografiert und mitgegeben. Auf sie kann im späteren Therapieverlauf im Rahmen der Reflexion Bezug genommen werden, beispielsweise wenn das Stottern zugenommen hat, das Kind entmutigt ist oder auch, um Erfolge bewusst zu machen.

Stottern kann dazu führen, dass ein Kind ungesunde innere Dialoge führt (z. B. „ich hasse mich, weil ich dieses Stottern habe und nicht in den Griff kriege, ich bin ein Versager" etc.). Hier geht es darum, eine versöhnliche Perspektive auf sich selbst zu entwickeln und dem Stottern keinen zu großen Einfluss einzuräumen. Die Therapeutin kann zeigen, dass sie diese Schlussfolgerungen nachvollziehen kann, aber dass man sich damit selbst nichts Gutes tut. In Mat_6.10_konstruktiver innerer Dialog (modifiziert nach Signer-Fischer et al., 2014) wird mit dem Kind eine gesunde Art, mit sich zu sprechen, entwickelt.

Misserfolge können dem Kind auch in der Stottertherapie widerfahren. Sie sind unvermeidbar und sogar eine gute Gelegenheit zu lernen, wie man damit umgehen kann. Anregung hierzu findet sich in „Analysieren eines Misserfolgs" (Mat_6.11_Umgang mit Misserfolg, Mat_6.3_Problemlösen, modifiziert nach Signer-Fischer et al., 2014).

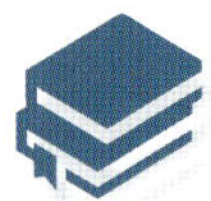

Kognitive & emotionale Reaktionen

Mat_6.1_Rituale
Mat_6.2_Insel finden
Mat_6.3_Problemlösung
Mat_6.4_Mut-Tagebuch
Mat_6.5_Material Problemlösung
Mat_6.9_Stärkung der Kontrollüberzeugung
Mat_6.10_konstruktiver innerer Dialog
Mat_6.11_Umgang mit Misserfolg
Mat_6.12_Kontrolle im Symptom

7.4.2 Problemlöseverhalten und soziale Kompetenz

Stotternde Kinder müssen damit rechnen, dass sie genauso wie jedes andere Kind immer wieder mit schwierigen Situationen konfrontiert sind. Ihre Handlungsfähigkeit in solchen Situationen hängt wie oben bereits beschrieben, von drei Faktoren ab:

1. objektive Handlungsmöglichkeiten
2. subjektive Handlungsmöglichkeiten
3. Glück

Im Folgenden wird dargestellt, wie die objektiven Handlungsmöglichkeiten gestärkt werden können. Wertvolle Hinweise finden sich außerdem in Sandrieser und Schneider (2015, in Vorbereitung) und in Kuckenberg (2020). Ziele im Bereich Problemlöseverhalten und soziale Kompetenz sind:

- Situationen durchschauen (z. B. neugieriges Fragen nach der Symptomatik von Hänseln unterscheiden)
- Sich pragmatisch adäquat verhalten
- Konflikte austragen (z. B. seine Interessen vertreten, sich gegen Hänseleien zur Wehr setzen, bei Neugier adäquat informieren)
- belastende Erfahrungen verarbeiten

Indiziert ist die Arbeit im Bereich Problemlöseverhalten und soziale Kompetenz, wenn

- sich das Kind wiederholt in einer Situation hilflos fühlt oder sich vor Situationen fürchtet, in denen es sich als hilflos einschätzt und sie deshalb vermeidet,
- es sich wiederholt selbst in Situationen bringt, die es überfordern,
- Probleme mit anderen häufig in einer ungünstigen Weise (z. B. mit Gewalt oder Rückzug) gelöst werden und ein Selbstsicherheitstraining (Intakt, Kinderschutzbund o. ä.) nicht zur Verfügung steht oder aufgrund der stotterspezifischen Situation allein nicht ausreicht.

Bei entsprechender Indikation wird im gemeinsamen Konsens der Therapievertrag um die Vereinbarung mit Kind und Eltern erweitert, dass an diesem Thema gearbeitet wird. Unabhängig davon zeigt die Therapeutin immer wieder Verhaltensweisen, die in liebevoll-humorvoller Weise das Kind herausfordern, so dass es immer wieder die Gelegenheit erhält, flexibel mit kleinen Irritationen umzugehen.

Bei der Einführung des Themas kann ein Bericht des Kindes aufgegriffen werden oder Geschichten (ggf. mit offenem Ende), Berichte von (fiktiven) anderen Kindern, Bilder, Videoausschnitte (Mat_6.5_Material Problemlösung) etc. vorgegeben werden.

Das Erfassen der Situation geschieht, indem sie im Rollenspiel nachgespielt wird (Rollenverteilung klären). Dabei erleichtern eine „Bühne" (d. h. Ortswechsel im Therapieraum) und Requisiten die Rollenübernahme, ein authentischeres Spiel und die abschließend nötige Distanzierung von der Rolle. Auch ein zweites oder drittes Rollenspiel, in dem das Kind mit alternativen Verhaltensweisen experimentiert oder eine andere Rolle übernimmt, können sinnvoll sein. Wenn belastende erlebte oder ernsthaft befürchtete Situationen bearbeitet werden sollen, kann es für ein Kind leichter sein, statt eines Rollenspiels die Situation mit Handpuppen, Bauklötzen, Spielfiguren oder Kuscheltieren nachzustellen oder zu zeichnen.

Da es hier gleichzeitig die Rolle eines Regisseurs hat, kann es leichter die Distanz zu den Gefühlen wahren und möglicherweise besser aus den unterschiedlichen Perspektiven reflektieren.

Fragestellungen zur Reflexion sind etwa: Wie ist die Situation verlaufen? Was geschah vorher (Hinweis auf mögliche Vorbeugung)? Was geschah danach? Wie haben die Protagonisten die Situation erlebt, warum haben sie sich so verhalten? Hier kann das Kind ggf. noch einmal in die Rolle gehen und Gefühle und Gedanken wahrnehmen und ausdrücken. Sind diese Gefühle und Gedanken hilfreich, um die Situation zu einem guten Ende zu führen?

Wird dem Kind das Spiel zu unangenehm, darf es das Rollenspiel wie einen Videoclip stoppen (ggf. imaginäre „Fernbedienung" bereitlegen). Dann werden die Situation reflektiert (siehe oben) und Verhaltensmöglichkeiten überlegt. Indem man das Rollenspiel (den imaginären Videoclip) weiterlaufen lässt, wird die erdachte Fortsetzung ausprobiert. Wenn sich im Rollenspiel Kontrollüberzeugung und Selbstwirksamkeitserwartung eingestellt haben, trägt die Wahrnehmung des positiven Körpergefühls dazu bei, die negative Erinnerung an die ursprüngliche Situation zu verarbeiten.

Ansonsten werden nach der Erfassung der Situation mögliche Lösungen gesucht (Mat_6.3_Problemlösen, Mat_6.7_Problemlöseraster), wobei zunächst alle Möglichkeiten (d. h. auch Gewaltphantasien) zugelassen und nicht bewertet werden. Hier geht es in erster Linie darum, mehrere Wege zu finden, damit deutlich wird, dass es nie nur eine Lösung gibt. Als erster Schritt aus der Hilflosigkeit dürfen auch Gewalt- und Machtphantasien ausgelebt werden. In ihnen wird die Energie freigesetzt, sich für sich selbst einzusetzen. Diese sollte positiv rückgemeldet werden, wenn auch später sozialverträgliche Alternativen gefunden werden müssen. Die unterschiedlichen Lösungsideen werden im Rollenspiel ausprobiert und Motive, Reaktionen und Gefühle der Protagonisten sowie kurz- und langfristige Konsequenzen ihres Verhaltens reflektiert. Kinder, denen keine Lösungen einfallen, kann man in die Rolle eines Mitschülers (oder des oben genannten Krafttiers) schlüpfen lassen, der sich gut zu behaupten weiß. Alternativ kann die Therapeutin eine Auswahl von Lösungen vorlegen (Mat_6.8_Konfliktlösungen – Auswahl, Mat_6.6_Konfliktlösung – Fünf-Finger-Regel) und das Kind bitten zu beobachten, wie andere sich in ähnlichen Situationen verhalten.

Die Bewertung der Lösungsversuche erfolgt erst an dieser Stelle. Hierbei wird dem Kind rückgemeldet, in welchem Rollenspiel es besonders authentisch aufgetreten ist. Bei Bedarf werden weitere Rollenspiele mit steigender Schwierigkeit (Desensibilisierung), ggf. unter Einbezug anderer Kinder aus der Wartezone durchgeführt.

Die Umsetzung in der Wirklichkeit ist nicht immer planbar. Daher empfiehlt es sich, zusätzlich mit dem Kind im Bereich der Selbstwirksamkeit und Kontrollüberzeugungen (siehe oben) zu arbeiten.

Problemlösung & soziale Kompetenz

Mat_6.3_Problemlösung
Mat_6.5_Material Problemlösung
Mat_6.6_Konfliktlösung – Fünf-Finger-Regel
Mat_6.7_Problemlöseraster
Mat_6.8_Konfliktlösungen – Auswahl
Mat_6.13_Mobbing in der Schule

7.5 Troubleshooting

Es liegt der Verdacht auf Mobbing/Bullying vor

Warnsignale checken. Auf Beratung und Hilfsangebote verweisen (Mat_6.13_Mobbing in der Schule)

Verdacht auf eine posttraumatische Belastungsstörung

Viele Symptome und Beobachtungen, die auf Mobbing hinweisen, entsprechen auch den Hinweisen auf eine Posttraumatische Belastungsstörung (Idsoe, Dyregrov & Idsoe, 2012;

Korittko & Pleyer, 2016; Roland & Idsoe, 2001). In diesem Fall ist es genauso wie bei Mobbing sinnvoll, eine Beratungsstelle bzw. eine Psychotherapie anzuraten. Die direkte Arbeit an der Desensibilisierung sollte in enger Absprache mit der Psychotherapie und sehr kleinschrittig erfolgen und dem Kind viele Möglichkeiten bieten, selbst den Prozess zu kontrollieren. Generell ist eine gegenseitige Schweigepflichtentbindung zwischen Psychotherapie bzw. Beratungsstelle und Logopädie wichtig, um ein aufeinander abgestimmtes Vorgehen sicherzustellen.

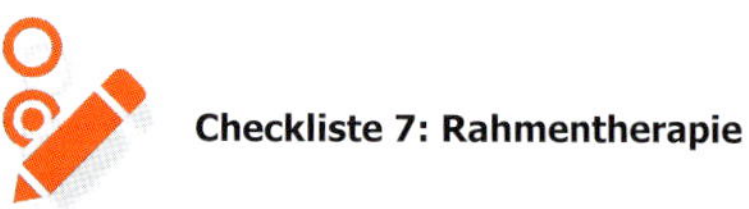

Mat_6.15_Checkliste

8 Anhang

8.1 Literaturempfehlungen

Cave, K., & Riddell, C. (1994). Irgendwie Anders. Hamburg: Oetinger.

Colthorp, I., & Herdter, F. (2020). Stoppilino. Wie ich mein Stottern zähmte. Köln: Demosthenes.

Decher, M. (2011). Therapie des Stotterns: Ein Überblick über aktuelle Therapieansätze für Kinder, Jugendliche und Erwachsene. Köln: Demosthenes.

Dell, C. (2001). Therapie für das stotternde Schulkind. (3. Aufl.) Köln: Demosthenes.

Döge, E. (2015). Der kleine Drache Lavazahn. Köln: Demosthenes.

Furman, B. (2021). Ich schaffs (7. Aufl.). Heidelberg: Carl Auer.

Heap, R. (Hrsg.) (2005). Meine Worte hüpfen wie ein Vogel. Kinder malen ihr Stottern. Ein Bilderbuch für Erwachsene. Köln: Demosthenes.

Kuckenberg, S., & Colthorp, I. (2023) FAQ zum Stottern für Schulkinder und Tipps zum Umgang mit Hänseln (3. Aufl.). Neuss: Natke.

Kuckenberg, S. (2020). Intensiv-Modifikation Stottern für Kinder: Soziales Kompetenztraining (2. Aufl.). Neuss: Natke.

Kuckenberg, S., & Zückner, H. (2024). Intensiv-Modifikation Stottern für Kinder (5. Aufl.). Wegberg: Natke.

Lattermann, C., & Neumann, K. (2005). Stotternde Schüler – Ratlose Lehrer: Anregungen zur Unterrichtsgestaltung. PÄD Forum: Unterrichten Erziehen, 34, 8-12.

Natke, B., et al. (2021). Benni: Gesammelte Abenteuer. Neuss: Natke.

Ramann, A., & Schartmann, G. (2014). Kai ist (k)ein blöder Name. Neuss: Natke.

Sandrieser, P. & Schneider, P. (in Vorbereitung). Stottern im Kindesalter (5. Aufl.). Stuttgart: Thieme.

Schindler, A. (2001). Stottern und Schule – Ein Ratgeber für Lehrerinnen und Lehrer. (2. Aufl.) Köln: Demosthenes.

Schneider, P. (2024). Stottern bei Kindern erfolgreich bewältigen. Ratgeber für Eltern und alle, die mit stotternden Kindern zu tun haben. (2. Aufl.) Wegberg: Natke.

Schneider, P., & Schartmann, G. (2018). Murmeli schlau sucht einen Ba-bau. Neuss: Natke.

Schneider, P., & Schartmann, G. (2024). Was ist ein U-U-Uhu? (8. Aufl.) Wegberg: Natke.

Signer-Fischer, S., Gysin, T. & Stein, U. (2014). Der kleine Lederbeutel mit allem drin. Hypnose mit Kindern und Jugendlichen (Hypnose und Hypnotherapie, 3. Aufl.). Heidelberg: Carl Auer.

Thum, G. (2024). Stottern, Schule und Inklusion. Ein Ratgeber zur Unterstützung stotternder Schülerinnen und Schüler. Köln: Demosthenes.

Wendlandt, W. (1984). Zum Beispiel Stottern. Stolperdrähte, Sackgassen und Lichtblicke im Therapiealltag (Leben lernen, Bd. 56). München: Pfeiffer.

Wendlandt, W. (2002). Therapeutische Hausaufgaben. Materialien für die Eigenarbeit und das Selbsttraining: eine Anleitung für

Therapeuten, Betroffene, Eltern und Erzieher. Stuttgart: Thieme.
Wendlandt, W. (2003). Veränderungstraining im Alltag. Stuttgart: Thieme.

8.2 Literaturverzeichnis

Breitenfeldt, D. H., & Lorenz, R. D. (2002). Stotterer-Selbst-Management-Programm. Das Traningsprogramm mit der „Ankündigung“ als Entlastungsstrategie für jugendliche und erwachsene Stotterer. Köln: ProLog.

Bürkle, D., Willmes, K., & Sandrieser, P. (2014). Kindliches Stottern: Intensivtherapie nach Schul-KIDS. Sprache · Stimme · Gehör, 38(S 01), e17-e18. https://doi.org/10.1055/s-0034-1369970

Colthorp, I., & Herdter, F. (2020). Stoppilino. Wie ich mein Stottern zähmte. Köln: Demosthenes.

Constantino, C., Campbell, P., & Simpson, S. (2022) Stuttering and the social model. Journal of Communication Disorders, 96, 106-200. DOI: 10.1016/j.jcomdis.2 022 106 200

Cook, S. (2013). Fragebogen zur psychosozialen Belastung durch das Stottern für Kinder und Jugendliche. Logos interdisziplinär, 21(2), 79–105.

Craig, A., Blumgart, E., & Tran, Y. (2011). Resilience and stuttering: Factors that protect people from the adversity of chronic stuttering. Journal of Speech, Language, and Hearing Research, 54(6), 1485–1496. https://doi.org/10.1044/1092-4388-(2011/10-0304)

Dell, C. W. (1979). Treating the school age stutterer. A guide for clinicians (Speech Foundation of America Publication, vol. 14). Memphis, Tenn.: Speech Foundation of America.

Dell, C. W. (2001). Therapie für das stotternde Schulkind (3. Aufl.). Köln: Demosthenes.

Deutsche Gesellschaft für Phoniatrie und Pädaudiologie (Hrsg.). (2016). Pathogenese, Diagnostik und Behandlung von Redeflussstörungen. Evidenz- und konsensbasierte S3-Leitlinie. AWMF-Registernummer 049-013, Version 1. Sprachentwicklung. Zugriff am 21.10.2018. Verfügbar unter: https://www.awmf.org/leitlinien/detail/ll/049-013.html

ICF – Internationale Klassifikation der Funktionsfähigkeit, Behinderung und Gesundheit. (2005). Köln: DIMDI.

Eggers, K., Nil, L. F. de, & van den Bergh, B. R. H. (2013). Inhibitory control in childhood stuttering. Journal of Fluency Disorders, 38(1), 1–13. https://doi.org/10.1016/j.jfludis.2012.10.001

Euler, H. A., Kohmäscher, A., Cook, S., Metten, C., & Miele, K. (2015). OASES-S. Overall Assessment of the Speakers Experience of Stuttering. McKinney (TX): Stuttering Therapy Resources.

Gahleitner, B. S., Katz-Bernstein, N., & Pröll-List, U. (2013). Das Konzept des „Safe Place“ in Theorie und Praxis der Kinder- und Jugendlichenpsychotherapie. Resonanzen: E-Journal für biopsychosoziale Dialoge in Psychotherapie, Supervision und Beratung, 2, 165–185.

Heap, R. (Hrsg.). (2005). Meine Worte hüpfen wie ein Vogel. Kinder malen ihr Stottern; ein Projekt der Bundesvereinigung Stotterer-Selbsthilfe e.V. Köln: Demosthenes

Horst, N., Heim, S., & Kohmäscher, A. (2021). Entwicklung und Konstruktion des praxisorientierten Fragebogens für Eltern von stotternden Kindern (PROFES). logopädieschweiz, 02, 4–15.

Idsoe, T., Dyregrov, A., & Idsoe, E. C. (2012). Bullying and PTSD symptoms. Journal of Abnormal Child Psychology, 40(6), 901–911. https://doi.org/10.1007/s10802-012-9620-0

Jacobson, E. (2011). Entspannung als Therapie. Progressive Relaxation in Theorie und Praxis (Leben lernen, Bd. 69, 7. Aufl.). Stuttgart: Klett-Cotta.

Kohmäscher, A., & Primaßin, A. (2023). Stottern therapieren. Ein Ratgeber von der Kindheit bis ins Erwachsenenalter. Köln: Demosthenes.

Korittko, A., & Pleyer, K. H. (2016). Traumatischer Stress in der Familie. Systemtherapeutische Lösungswege (5., unveränderte Auflage). Göttingen, Bristol, CT: Vandenhoeck & Ruprecht. https://doi.org/10.13109/9783666401985

Kuckenberg, S. (2020). Intensiv-Modifikation Stottern für Kinder: Soziales Kompetenztraining (2. Aufl.). Neuss: Natke.

Kuckenberg, S., & Zückner, H. (2024). Intensiv-Modifikation Stottern für Kinder (5. Aufl.). Wegberg: Natke.

Laiho, A., & Klippi, A. (2007). Long- and short-term results of children's and adolescents' therapy courses for stuttering. International Journal of Language & Communication Disorders, 42(3), 367–382. https://doi.org/10.1080/13682820600939028

Lattermann, C. (2010). Das Lidcombe-Programm zur Behandlung frühkindlichen Stotterns. Neuss: Natke.

Moïse-Richard, A., Ménard, L., Bouchard, S., & Leclercq, A. (2021) Real and virtual classrooms can trigger the same levels of stuttering severity ratings and anxiety in school-age children and adolescents who stutter. Journal of Fluency Disorders, 68, doi.org/10.1016/j.jfludis.2021.105830.

Mortola, P., & Oaklander, V. (2011). Einführung in die Psychotherapie mit Kindern und Jugendlichen. Das Praxisbuch zum Violet-Oaklander-Training. Wuppertal: Hammer.

Natke, U., & Kohmäscher, A. (2020). Stottern. Wissenschaftliche Erkenntnisse und evidenzbasierte Therapie (4. Aufl.). Berlin: Springer.

Oaklander, V. & Schomburg, K. (2007). Gestalttherapie mit Kindern und Jugendlichen (Konzepte der Humanwissenschaften, 14. Aufl.). Stuttgart: Klett-Cotta.

Packman, A. (2012). Theory and therapy in stuttering: a complex relationship. Journal of Fluency Disorders, 37(4), 225–233. https://doi.org/10.1016/j.jfludis.2012.05.004

Primaßin, A., Wassmann, L. & Kohmäscher, A. (2021). Chancen einer manualgestützten logopädischen Therapie. Erfahrungsbericht über die Entwicklung und Implementation eines Therapiemanuals. Forum Logopädie, 35(4), 6–11.

Purat, P., Euler, H. A., & Breitenstein, S. (2016). Beeinflusst die Behandlung mit Fluency-Shaping die Komplexität der sprachlichen Äußerungen bei stotternden Kindern? Spektrum Patholinguistik, 9, 159–170.

Riley, G. D. (2009). SSI-4. Stuttering severity instrument (4th edition). Austin (TX): Pro-Ed.

Roland, E., & Idsoe, T. (2001). Aggression and bullying. Aggressive Behavior, 27(6), 446–462. https://doi.org/10.1002/ab.1029

Rosenberger, S., Metten, C., & Schulte, K. (2007). Stotterintensivtherapie Susanne Rosenberger: Erste Ergebnisse einer Evaluationsstudie. Forum Logopädie, 21(2), 20–25.

Sandrieser, P., & Schneider, P. (2015). Stottern im Kindesalter (4. Aufl.). Stuttgart: Thieme.

Sandrieser, P., & Schneider, P. (in Vorbereitung). Stottern im Kindesalter (5. Aufl.). Stuttgart: Thieme.

Scharff Rethfeldt, W. (2013). Kindliche Mehrsprachigkeit. Grundlagen und Praxis der sprachtherapeutischen Intervention (Forum Logopädie). Stuttgart: Thieme.

Schlegel, L. (1995). Die transaktionale Analyse. Eine Psychotherapie, die kognitive und tiefenpsychologische Gesichtspunkte kreativ miteinander verbindet (UTB für Wissenschaft Psychologie, 4., völlig überarb. Aufl.). Tübingen: Francke.

Schulze, H. S. (2005). Die „gedrehte Abwertungstabelle“. Zeitschrift für Transaktionsanalyse, 22(1), 51–55.

Short, D., & Weinspach, C. (2017). Hoffnung und Resilienz. Therapeutische Strategien von Milton H. Erickson (3. Aufl.). Heidelberg: Carl Auer.

Signer-Fischer, S., Gysin, T., & Stein, U. (2014). Der kleine Lederbeutel mit allem drin. Hypnose mit Kindern und Jugendlichen (Hypnose und Hypnotherapie, 3. Aufl.). Heidelberg: Carl Auer.

Starkweather, C. W. (1987). Fluency & Stuttering. Englewood Cliffs, N.J.: Prentice-Hall.

Stewart, I. (1993). Transaktionsanalyse in der Beratung. Grundlagen und Praxis transaktionsanalytischer Beratungsarbeit (2. Aufl.). Paderborn: Junfermann.

Subellok, K., & Winterstein, I. (2021). Safe Place in der Kindertherapie – Viel mehr als „nur" Häuser bauen, Forum Logopädie, 35(6), 33-35.

Thum, G., & Mayer, I. (2014). Stottertherapie bei Kindern und Jugendlichen. Ein methodenkombinierter Ansatz (Praxis der Sprachtherapie und Sprachheilpädagogik, Bd. 12). München: Ernst Reinhardt.

Van Riper, C. (1971). The nature of stuttering. Englewood Cliffs, NJ: Prentice-Hall.

Van Riper, C. (2006). Die Behandlung des Stotterns (6. Aufl.). Köln: Bundesvereinigung Stotterer-Selbsthilfe.

Waelkens, V. (2018). Mini-kids, stottertherapie bij jonge kinderen (2-6) (Logopedie & audiologie, Eerste uitgave). Leuven, Den Haag: Acco.

Wendlandt, W. (1984). Zum Beispiel Stottern. Stolperdrähte, Sackgassen und Lichtblicke im Therapiealltag (Leben lernen, Bd. 56). München: Pfeiffer.

Wendlandt, W. (2002). Therapeutische Hausaufgaben. Materialien für die Eigenarbeit und das Selbsttraining: eine Anleitung für Therapeuten, Betroffene, Eltern und Erzieher. Stuttgart: Thieme.

Wendlandt, W. (2003). Veränderungstraining im Alltag. Stuttgart: Thieme.

Wendlandt, W. (2009). Stottern im Erwachsenenalter. Grundlagenwissen und Handlungshilfen für die Therapie und Selbsthilfe (Forum Logopädie). Stuttgart: Thieme.

WHO (World Health Organization) (2001). International Classification of Functioning, Disability and Health. Genf: WHO

Wieczerkowski, W., Nickel, H., Janowski, A., Fittkau, B., Rauer, W., & Petermann, F. (2016). AVS. Angstfragebogen für Schüler (7. Aufl.). Göttingen: Hogrefe.

Wiele, B., Cook, S., Raj, E.X., & Heim, S. (2024). Long-term evaluation of psychosocial impact and stuttering severity after intensive stuttering therapy. International Journal of Speech-Language Pathology 1–15. DOI: 10.1080/17549507.2024.2371869

Yaruss, J. S. (2007). Application of the ICF in fluency disorders. Seminars in Speech and Language, 28(4), 312–322. https://doi.org/10.1055/s-2007-986528

Yaruss, S., Coleman, C., Quesal, R. (2016). Overall Assessment of the Speaker's Experience of Stuttering: Ages 7−12 (OASES-S). Stuttering Therapy Resources

Zebrowski, P. (2018). The Cognitive Factors Underlying Readiness to Manage Stuttering: Evidence from Adolescents. European Symposium on Fluency Disorders, 2010. Zugriff am 14.12.2021. Verfügbar unter: http://www.ecsf.eu/userfiles/files/ZEBROWSKI_2018.pdf.

Zückner, H. (2022). Kinästhetisch-kontrolliertes Sprechen (KKS) bei Poltern und Stottern (4. Aufl.). Wegberg: Natke.

Zückner, H. (2024). Intensiv-Modifikation Stottern. Therapiemanual (3. Auflage). Wegberg: Natke.

8.3 Stichwortverzeichnis

A

B

C

D

E

F

T

U

V

W

Z

Die Materialien, auf die in diesem Manual verwiesen wird, können als PDF-Datei unter www.natke-verlag.de/download/ bezogen werden. Das hierfür erforderliche Passwort findet sich in diesem Manual auf Seite 63.

PETER SCHNEIDER

Schul-KIDS

Materialien zur Therapie stotternder Schulkinder

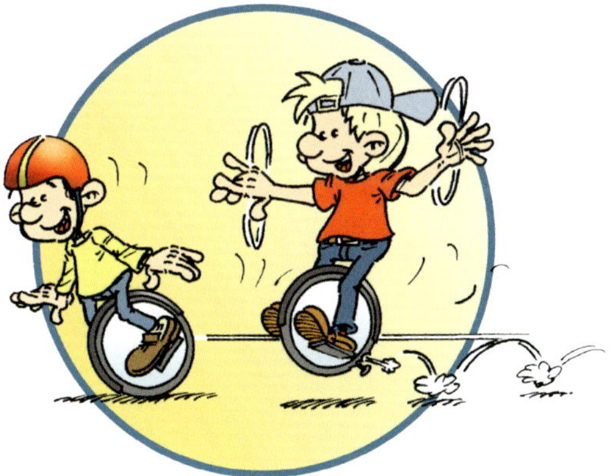

Natke Verlag